名医が教える免疫力が上がる習慣

順天堂大学医学部教授
小林弘幸 著

薬学博士
日本免疫学会評議員
玉谷卓也 監修

アスコム

最初に免疫力に関する質問です。
免疫力を上げるためには、
どちらに気をつけたほうがよいでしょうか？

A 夜寝る時間を一定にする

B 朝起きる時間を一定にする

正解はBの
朝起きる時間を一定にするです。

もちろん、決まった時間に寝て、
決まった時間に起きる。
それが一番いいのは、間違いありません。
しかし、忙しい現代社会で、それはなかなか難しい。
そんなときは、せめて、朝起きる時間を一定にする。
そのほうが、免疫力は上がりやすいといえます。

では、もうひとつ質問です。
免疫力が上がる入浴法は
AとBのどちらでしょうか？

A 眠る直前に入浴する

B 眠る1～2時間前に入浴する

正解はBの
眠る1～2時間前に入浴するです。

入浴から1～2時間後に眠ることで、
眠りの質が高くなりぐっすり眠れるといわれています。
そして、そのことによって、
免疫力が上がるというわけです。
このようなちょっとした選択で、
免疫力が上がっていく可能性があるのです。

免疫力を上げるには、

■十分な睡眠
■ストレスのない生活
■バランスのいい食事
■適度な運動

などといわれています。
しかし、これを全部実行しようとするのは、
現実問題として難しいですよね。

無理だからとあきらめて
なにもしなければ、体調はなかなか
よくはなってくれません。

今は近年でも特に免疫力を上げなければならない
大切なときといえるかもしれません。
コロナ禍などによるストレスから、
免疫力が低下してしまい、それによる病気や不調が
増えているように感じるからです。

たとえば、免疫力の低下により起こるといわれている帯状疱疹《たいじょうほうしん》が、コロナ禍で世界的に増えたという声が、多く聞かれるようになりました。

また、免疫力低下を示す症状のひとつである「便秘」も増えたことが指摘され、「巣ごもり便秘」などという言葉も聞かれるようになりました。

新型コロナウイルスの影響は、
大分落ち着いてきてはいますが、
コロナ禍で落ちた免疫力が、すぐに戻るとは思えません。
だからこそ、あなたが今できることから、
コツコツと免疫力を上げる習慣を実行して、
自分の体を守ってほしいのです。
そのような思いから、本書では、免疫力のしくみや
大切さをお伝えすると同時に、
さまざまな免疫力を上げる習慣を紹介しています。

免疫力は、人間が太古の昔から持っている、
健康で幸せな日々を送るための力です。
免疫力を上げる習慣を意識して過ごすことで、
感染症などの病気から身を守れるだけでなく、
やる気が向上したり、肌の調子がよくなったり、
疲れがとれたりといった、
心身ともに健やかに過ごせる
「イイ調子」の体を手に入れることができます。

私が長年、腸や自律神経の研究をしてきたのは、
これらが免疫に大きくかかわっているということが、
理由のひとつです。

これから、また新型コロナウイルスのような危機が
訪れる可能性があるかもしれません。
世界が目まぐるしく動くなかで、心身の不調をきたす、
さまざまな要因があらわれる可能性も少なくありません。

そのようななかでも、
「イイ調子」で毎日を過ごすために
頼れるのは、免疫力です。
ぜひ、本書の免疫力を上げる習慣を、
どれかひとつで構いません。
「これなら続けられそう」と思うものから
試していただけますと、幸いです。

順天堂大学　医学部教授　小林弘幸

目次

第3章

睡眠を最高の「免活」にするちょっとしたコツは？

第4章

「免活ごはん」で「イイ調子」に！

第5章

「免活トレーニング」のすすめ

第6章 意識しておきたい「免活習慣」

第1章

あなたの今の不調
「免活」不足が原因かも

病気じゃないのに、体に「イイ調子」と「悪い調子」があるのはなぜ？

いつもの時間に、いつものように起きたのに、今日はなんとなく調子が悪い。病気でもないのに、体が重く感じるし、すっきりしない。といって、熱があるわけでもないし、どこかに痛みがあるわけでもない。

そんな日ってありますよね。

どうして体が「イイ調子」のときと「悪い調子」のときがあるのでしょうか？

前日に激しい運動をした、1日中忙しくはたらいた、飲みすぎてしまった、夜遅くまで動画配信のドラマを観てしまった……。

もちろん、こうした前日のさまざまな疲れが残っていて調子が悪いということはあるでしょう。

しかし、そのような明確な理由が思いつかないときもあるのではないでしょうか。

理由がわかっているときでも、そうでないときでも、**あなたの体の調子が悪いひとつの原因として考えられるのが、免疫の状態が悪くなっている**ことです。

免疫とは、私たちの体を健康に維持するためのシステムで、生まれたときから誰にでも備わっています。

たとえば、病気を引き起こす元となる新型コロナやインフルエンザなどのウイルスや、結核菌や白癬《はくせん》菌などの細菌といった病原体が体に入ってきても発症しない人がいます。

発症しないのは、**免疫がウイルスや細菌を撃退してくれる**からです。

また、私たちの体の中では毎日3000～5000個のがん細胞が出現しているといわれていますが、すべての人ががんになるわけではありません。

なぜなら、免疫ががん細胞を取り除いてくれているからです。

免疫のしくみについては第2章で詳しく解説しますが、私たちが毎日元気でいられるのは、免疫のおかげでもあるのです。

私たちにとって、とても頼もしい存在の免疫ですが、いつも同じように能力を発揮できるわけではありません。

栄養のバランスが崩れたり、十分な休養がとれなかったりなど、不健康な生活を続けていると、その能力が低下し体を守れなくなることがあります。

免疫の能力を「免疫力」ということがありますが、この言葉を借りるならば、免疫の状態が悪くなることを「免疫力が低下する」と表現することができます。

そうなると、体のあちこちにさまざまな症状があらわれるようになります。

だるい、重い、疲れがぬけないなど、「なんとなく調子が悪い」という感覚も、そのひとつです。

免疫力が低下すると、それまでおとなしくしていたり、隠れたりしていた病原体が活発になります。

体を守るための自動システムである免疫は、状態が悪くなっているとはいえ、いつもと同じように病原体を撃退しようと頑張ります。

そして、そのときに出るのが、脳に「疲れた」という信号を送る物質。それが、体が重かったり、すっきりしなかったりする原因なのです。

発熱や痛みといったわかりやすい症状なら、「今日は休もうかな」「病院へ行ってみようかな」と考えるでしょうが、なんとなく調子が悪い程度だとスルーしがちの人たちが多いと思います。

ですが、無視してはいけません。

そのままにしていると、免疫力はどんどん低下します。

それでも**免疫は体を守ろうとはたらき続けるため、「疲れた」という信号は脳に送り続けられます。**

そんなことが毎日のように続くと、病気にかかりやすくなり、心身の不調が激しくなっていきます。

今日はなんとなく調子が悪いなあ、と思ったら、それは体から発せられるSOS。それは、もはや、なんとなく感じる疲れではなく、「免疫力が低下している」という体からのメッセージなのです。

やる気が起きないときは免疫力も低下している？

頑張らなきゃいけないときなのにやる気が起きない。

別に嫌なことが待っているわけではないのに、朝から無気力……。

そんな日がありませんか？

もしかすると何日も続いていませんか？

やる気がでない、無気力といった精神的な不調も免疫力が低下していることを知らせる、体からのメッセージです。

私たちの体と心の健康を守るシステムには、免疫以外にも、内分泌系と神経系という2つのシステムがあります。

内分泌系は、体を構成するあらゆる器官が適切にはたらくように、ホルモンという物質を分泌して調整するシステムです。

神経系は、体を守るための脳からの指示をあらゆる器官に伝えるシステムです。

免疫、内分泌系、神経系という3つのシステムが相互に作用することで、私たちは体も心も元気な毎日を送れているのです。

その**最大の敵ともいえるのが、精神的なストレス**です。

現代はストレス社会といわれるように、私たちは毎日ストレスにさらされています。イラっとしたり、ムカッとしたり、悲しくなったり、落ち込んだりなど、小さなことまで含めると、1日の中で何度も何度も心にダメージを受けることがあります。

それでも、**しばらくすると元気になれるのは、先ほどの内分泌系と神経系が連携して、ストレスをやわらげてくれるホルモンを分泌しているから**です。

逆に、いつまでたってもまったくやる気が起きなかったり、ふさぎ込んでしまったりなど、なかなかポジティブな気持ちになれないのは、このストレスに対応するためのシステムに問題が生じている可能性があります。

そうなると、相互に作用している免疫にも悪い影響があらわれてきます。

ストレスをやわらげるホルモンが増えすぎると、免疫力が低下するからです。

また、ストレスで神経系が乱れることでも、免疫力が低下することもわかっています。

バカは風邪をひかないは本当？

バカは風邪をひかない。

こんなことわざを聞いたことがあると思います。

バカの鈍感さを「風邪をひいても気づかないくらい」と表現したものです。

しかし、バカを、バカと呼ばれても気にならないくらいポジティブ思考の持ち主ととらえると、大きく意味が変わってきます。

それなら、「バカは風邪をひかない」を医学的に説明できます。

なぜなら、それだけ**ポジティブ思考でストレスに強ければ、免疫力が低下することはなく、たとえ体内に風邪のウイルスが入ってきても撃退できるから**です。

ただ、「自分はポジティブ思考だし、今とても充実している」と感じている人でも、次のようなことがあるので、注意が必要です。

詳しくは後述しますが、**気圧や気温の変化といったささいなことでも体がストレスを感じる場合がある**ということです。

季節の変わり目などに体調を崩したり、やる気が出なかったりすることはありませんか？

気象病、天気病などともいいますが、その原因のひとつが、季節の変わり目だからその気圧や気温の変化によるストレスだといわれています。

また、知らないうちにストレスから目をそらしてしまう場合もあります。

「好きなことだから、いくらでも頑張れる」

「やりがいがあるからどんなつらいことでも耐えられる」

といった好きややりがいといった**プラスな感情で、ストレスを覆《おお》い隠してしまっている場合**があります。

そして、無視していたストレスが、覆い隠せないほどたまってしまい「燃え尽き症候群」的に、やる気が出なかったり、無気力になったりしてしまうのです。


いずれにしろ、やる気が出ない、無気力といった症状が出た場合は、ストレスによって免疫力が低下している可能性があります。

そういうときは、免疫力を上げる習慣に気を配って、相乗効果的にやる気の低下や無気力状態を解消するのがよいのではないでしょうか。

スキンケアしても「汚肌」が改善しないのは、免疫力が低下しているからかも

免疫力の低下は、お肌にもあらわれます。

朝晩、**時間をかけて念入りにお手入れしても、高級化粧品を使っても、高額エステに通っても、肌の状態が改善せず、肌荒れや吹き出物が多い、いわゆる「汚肌《おはだ》」なのは、免疫力が低下しているから**かもしれません。

体内に侵入してくる病原体の最初の壁となるのが、体の内と外の境界線にあたる肌です。

肌は、つねにウイルスや細菌、ほこりなどの異物にさらされています。

そのため、いつも異物が侵入してきていないか監視していて、発見したらその場で侵入を阻止しています。

このはたらきを、肌の「バリア機能」といいます。

しかし、免疫力が低下してバリア機能が弱まると、異物に簡単に突破されるようになります。

それが、肌のトラブルの原因。最近の研究では、このバリア機能は、紫外線や大気汚染などの刺激からも肌を守っていることがわかってきています。

肌のトラブルが免疫力の低下が原因だとしたら、**免疫力を回復しない限り、「汚肌」は改善しません。**

化粧水を塗ったり、マッサージしたり、炎症を抑える薬を塗ったりなど、どんなスキンケアを施しても、その場しのぎ。しばらくすると、また肌が荒れてきます。何をやってもムダだとあきらめてしまうと肌へのダメージはさらに蓄積され、ついには後戻りできない肌の老化につながります。

肌の状態が悪いなと思ったら、免疫力の低下を疑うことです。

免疫が正常にはたらける状態に戻し、維持できれば、肌のトラブルを回避することは可能ですし、それどころか、さまざまな病気を遠ざけることにもなります。

しつこい首や肩のこりが続くのは、免疫のはたらきが悪くなっているから？

あなたは、しつこい首や肩のこりに悩まされていませんか？

首や肩がパンパンに張ってくると、パソコンを操作していても、オンライン会議でモニターを眺めていても、料理をつくろうとキッチンに立っていても、こりが気になって集中力が長続きしません。

首や肩をたたいたり、もんだり、大きく動かしてストレッチしたりしても、しばらくするとまた張ってくる。これも、もしかすると免疫力が低下している体からのメッセージかもしれません。

首や肩がこる理由のひとつは、首から肩、背中にある筋肉が硬くなって血流が悪くなり、乳酸などの老廃物（疲労物質）が流れにくくなることです。

老廃物がたまると、こりだけでなく、痛みをともなうこともあります。

こりとともに痛みが続くときは、免疫力の低下の疑いがさらに強くなります。

というのは、痛みは炎症が拡大しているときに発生する症状であり、**痛みがしつこく続くということは、免疫が十分に能力を発揮できずに炎症がひどくなっていることが考えられる**からです。

また、痛みが続くと、肉体的なストレスをやわらげるホルモンが大量に分泌され、精神的なストレスのときと同じように免疫力を低下させることになります。

しつこい首や肩のこりに悩まされている人は、姿勢の矯正やこりをほぐすためのストレッチだけでなく、免疫力を上げることも考えてみてください。

こりだけでなく、気になっていた体の不調まで解消できるかもしれません。

免疫がはたらきすぎると体がボロボロになることがある

免疫力が低下すると、病原体を攻撃する能力そのものが弱くなるだけでなく、免疫システムに異常が起きることもあります。

免疫反応とは、免疫が頑張ってはたらいているときの状態のことで、そのひとつが炎症です。

炎症が起きると熱を持ったり、腫れたり、赤くなったり、痛みを感じたりしますが、システムが正常なら、病原体を撃退すると自然におさまります。

ところが、**システムに異常が起きると、炎症が止まらなくなることがある**のです。

免疫システムにはブレーキ機能があって、正常にはたらいているときは、病原体の危機から逃れたらブレーキがかかるようになっています。

しかし、免疫力が低下しすぎることによって、免疫反応のブレーキが利かなくなることがあるのです。

そうなると、免疫のターゲットは病原体だけではなくなります。

近くにある健康な自分の細胞まで標的にされてしまいます。

このような状態が、新型コロナウイルス感染症の報道で広く知られるようになった「サイトカインストーム」です。

わかりやすい言葉を使うと、**免疫の暴走**です。

そして、暴走がいつまでも続くと、攻撃を受けた細胞が属する内臓や血管などがダメージを受け、やがて機能不全に陥ります。

実は、新型コロナウイルスのウイルス毒性は、インフルエンザほど怖いものではありません。

重症化を引き起こしていた原因のひとつは、サイトカインストームだったのです。

免疫システムに異常が起きると、間違った反応をすることもあります。

免疫は、体にとって有害なものを排除するシステムですが、無害なものまで間違って攻撃することがあるのです。

それが、**アレルギー反応**です。


みなさんの中にも、花粉症やアトピー性皮膚炎、食物アレルギーなどに悩まされている方がいると思います。

花粉症の、くしゃみ、鼻水、鼻づまり、目のかゆみ、涙などの症状はすべて、体に入ってきた花粉を取り除こうと頑張る免疫反応。人体に害を及ぼすものではないのに、花粉を異物と判断して過剰に攻撃しているのです。


アレルギー症状は、場合によっては命を脅かすこともあります。

免疫の異常は、元をたどれば、免疫力の低下によってシステムに不具合が起きているのが原因です。

サイトカインストームもアレルギー反応も、症状があらわれると改善するのはなかなかたいへんです。

そうならないように、日頃から免疫力が下がらない生活を心がけることが大切なのです。

免疫力は環境によっても左右される

免疫力は、食事や運動、睡眠などの生活習慣だけでなく、季節や気温、日照時間などといった環境の変化によっても、高くなったり、低くなったりします。

たとえば免疫力は、高くなりやすい季節と、低くなりやすい季節があります。

あなたは、**どの季節に免疫力が低くなりやすいと思いますか？**

答えは、夏です。

冬になると風邪やインフルエンザにかかる人が多くなるため、「免疫力が低くなるのは冬」というイメージがあるかもしれませんが、免疫力が低下しやすいのは夏。もっとも低くなるのは、夏の終わりです。

人間を含めた生物には、冬の寒さに備えて秋に栄養を蓄える習性があるため、秋から冬にかけてエネルギーや免疫力が高まります。

逆に春から夏は、蓄えていた栄養を使い切る季節。そのため、夏の終わりにガス欠になってしまうのです。

夏バテで体調を崩す人がいるのは、免疫力が低下していることに気づかずに、免疫ケアをおろそかにしているからでもあるのです。

免疫力の低下には、気温の変化も影響します。

先ほど、私たちの健康を維持する3つのシステムの説明をしましたが、気温差が大きくなると神経系のバランスが崩れやすくなり、連動して免疫力も低下しやすくなります。

季節の変わり目や寒暖差で体調が悪くなる人が多いのは、体が気温の変化に対応できないからなのです。

日照時間によっても、免疫力は変わります。

なぜなら、日照時間の違いによって、体内で生成されるビタミンDの量が変わってくるからです。

日光にあたる（紫外線を浴びる）ことによって生成されるビタミンDは、免疫の機能を調節するはたらきがあり、不足すると免疫力が低下するといわれています。

つまり、**日照時間が短いと、免疫力が低下するリスクがある**のです。

たとえば、12月の正午に1日に必要なビタミンDを生成するために日光にあたるとします。

那覇なら8分、つくばなら22分の日光浴で生成できますが、札幌では、つくばの3

倍以上の76分も日光浴しないと生成できません。

日本の北と南を比べても、これだけの差があります。

免疫力は環境の変化でも低くなることを覚えておいてください。

最近の研究では、1日のうちでも免疫力が高くなる時間帯と低くなる時間帯があることもわかってきています。

ちなみに、**免疫が1日のうちで活発になるのは昼間の時間帯**です。

季節や気温などの影響を受けて変動する免疫力は、低くなる時期や時間帯に低下していると、さらに体を守れなくなります。

そのためにも、免疫ケア。低くなりやすい時期や時間帯でもしっかりはたらいてくれる、免疫力をキープするようにしましょう。

未知の感染症に対してできることは「免活」しかない！

日本で初めて新型コロナウイルスの感染者が確認されてから、3年が過ぎました。

未知の感染症の恐怖に右往左往した私たちは、この3年間で、はたらき方を含めてライフスタイルそのものが大きく変わりました。

今、新型コロナウイルスに関して、はっきりしている事実のひとつは、感染しても多くの人が無症状か軽症ですんだということです。


そして、もうひとつは、重症化した人たちには共通の特徴があったということです。

それは、**肥満や糖尿病、高血圧などの基礎疾患を持つ不健康な状態であり、免疫力が低下していた**ということです。

それが、サイトカインストームを引き起こす原因になっていたのです。

この2つの事実からいえることは、免疫力が高くて健康な人は、新型コロナウイルス感染症による重症化のリスクは極めて低かったということです。

アフターコロナ時代は「免活」が必須事項に

2023年3月から、マスクの着用が、個人の判断に任されることになりました。そのような状態になる前のさまざまなアンケートをみると、半分くらいの方が、マスクをしなくなることを不安に思っているようです。

時が経てば、その不安もだんだんと薄れていくのかもしれませんが、いずれにしろ、**免疫力を上げることが、新型コロナウイルスをはじめとした、未知の病原菌から身を守る自分でできる唯一の防衛手段**といっていいと思います。

アフターコロナ時代につけるべき**「見えないマスク」が免疫力**なのです。

眼鏡が曇《くも》る、口やあごが疲れることもない。ちょっとした生活習慣さえ気にしていれば、手に入れることができます。

そもそも、未知の感染症への最強の対策はワクチンではありません。

ワクチンは、開発までに時間がかかります。

といってマスクや手指消毒、換気などで防ぐには限界があります。

自分の体を守るために最も効果があるのは、一人ひとりが免疫力を高めることなのです。

そうすることで、未知の感染症とも戦えます。

少なくとも、なすすべなくウイルスの軍門に下ることはないと考えられます。

本書では、免疫力を上げるために行う習慣を、「免活」と呼ぶことにします。

意外にちょっとしたことが免活になりますし、未知の感染症を必要以上に恐れることもなくなりますし、病気に強い体を手に入れられるようになります。

また、気になっている体の不調も、気づいたら消えているはずです。

毎日、健康な体と心でいたいなら、まず、免活からはじめましょう。

第2章

世界一わかりやすい免疫力の話

免疫力って戦闘力のように測れるの？

免活で免疫力を上げましょうといわれても、どれくらい上げるといいのかイメージできないと思います。

免疫力という言葉を聞くと免疫力が5上がったなどと数値化できるように感じますが、実際に自分の免疫力を客観的に測ることはできるのでしょうか？

残念ながら、免疫のシステムは体のさまざまな機能が絡みあっているため、免疫力を数値化して、正確に測ることはできません。

ですが、免疫の状態を判断できる目安となる指標はあります。

そのひとつは、健康診断の検査項目にある白血球の数です。

後ほど詳しく解説しますが、白血球とは、免疫システムの主役である免疫細胞の総称です。

白血球の数が基準値を超えて多くなるのは、それだけ免疫がはたらかなければいけない状況にあるときです。

つまり、体の中に病原体が入り込んでいたり、すでに悪さをしていたりする可能性があるのです。

白血球の数だけで免疫力は測れませんが、数が多いと免疫システムに負担がかかっていることになるため、改善されなければ免疫力の低下につながります。

一般的な健康診断の検査項目にはありませんが、血液検査で免疫グロブリン（詳しくは53ページ参照）の量を測定するという方法もあります。

免疫グロブリンは、白血球のはたらきをサポートする成分で、基準値を上回ったり、下回ったりすると、免疫力が低下していることが疑われます。

免疫グロブリンの量は市販の検査キットでも測定できるので、気になる方はチェックしてみるのもいいかもしれません。

免疫細胞は「先発部隊」と「増援部隊」の2段構えで体を守る

さて、ここから改めて免疫についてわかりやすく解説しましょう。

1章でも述べたように、免疫は、体内に入ってきたり、体内で暴れていたりする病原体から体を守るシステムです。

この**免疫の主役は、実際に病原体と戦っている、白血球と呼ばれる免疫細胞**です。免疫細胞は、血管とリンパ管のなかを移動しながら体にとって有害となる異物がいないかパトロールし、異物を発見したらすぐさま攻撃し、すみやかに病気の芽を摘んでくれています。

それでは、その免疫細胞の種類を紹介します。

免疫細胞は、大きく顆粒球《かりゅうきゅう》、リンパ球、単球の3つに分かれます。

免疫細胞の約5〜6割を占めるのは顆粒球で、その大部分が好中球《こうちゅうきゅう》という白血球になります。

好中球は、体内に入ってきた異物を飲み込んで処理します。

約3〜4割を占めるのはリンパ球で、血管だけでなく老廃物を集めて運ぶ下水管のような役目を担っているリンパ管の中でも活躍する、免疫システムの要《かなめ》ともいえる白血球です。

リンパ球には、異物攻撃をコントロールするヘルパーT細胞とレギュラトリーT細胞、強力な殺傷能力があるキラーT細胞とNK（ナチュラルキラー）細胞、異物を無力化する抗体をつくるB細胞があります。

単球は免疫細胞に占める割合は1割以下ですが、異物を食べて顆粒球やリンパ球に情報を伝える重要な役割を担うマクロファージと樹状《じゅじょう》細胞が含まれます。

マクロファージはとにかく食欲旺盛で、異物を見つけるとすぐに食べて処理してくれる、私たちにとってとても頼もしい存在です。

ほとんどの**樹状細胞は大きく分類してｃＤＣ（コンベンショナル〈標準型〉樹状細胞）とｐＤＣ（プラズマサイトイド〈形質細胞様〉樹状細胞）の2つがあり、それぞれが免疫で重要な役割を担っています。**ｃＤＣは主にがん細胞や細菌に対して、ｐＤＣは主にウイルスに対して、免疫の司令塔として活躍している細胞です。

「自然免疫」チームが免疫先発部隊

顆粒球、リンパ球、単球それぞれに重要な役割があり、チームを組んで2段構えで体を守っているのが免疫システムです。

最初に病原体に立ちはだかるのが、好中球、マクロファージ、ＮＫ細胞、樹状細胞などで編成される「自然免疫」チームです。

先発部隊となる自然免疫チームの役割は、異物を見つけたら、とにかく攻撃して処理することです。

そして、どんな病原体が侵入してきたのかを仲間に知らせる役割も担っています。

「獲得免疫」チームは免疫の増援部隊

自然免疫からの応援依頼を受けて攻撃を開始するのが、**ヘルパーT細胞、レギュラトリーT細胞、キラーT細胞、B細胞などで編成される「獲得免疫」チーム**です。

増援部隊となる獲得免疫チームは、マクロファージや樹状細胞から届いた病原体の情報を分析し、効果的な戦略を立てて戦いに挑みます。

獲得免疫が得た情報はシステム内にストックされるため、同じ相手が攻撃してきたときには素早く、的確に処理できるようになります。

それが、「免疫ができる」ということです。

「はしか」などの伝染病にかかったほとんどの人が、その伝染病にかからなくなるのは獲得免疫のおかげなのです。

免疫細胞の種類

顆粒球

～白血球の約5～6割～

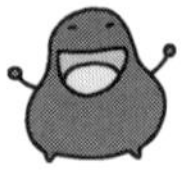

好中球

白血球の半数以上を占める細胞で、ウイルスや細菌などを見つけたら食べて処理する

単球

～白血球の1割以下～

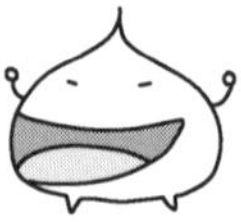

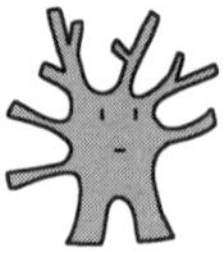

マクロファージ

ウイルスや細菌を食べて処理するだけでなく、敵の情報をヘルパーT細胞に伝える

樹状細胞

体内に侵入してきた敵を取り込んで分析し、その情報をヘルパーT細胞に伝える

リンパ球

～白血球の約3～4割～

ヘルパーT細胞

マクロファージ、樹状細胞から敵の情報を受け取り、キラーT細胞やB細胞に攻撃の指示を出す

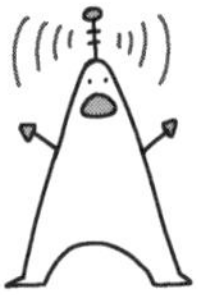

NK（ナチュラルキラー）細胞

ウイルスに感染した細胞やがん化した細胞を見つけたら、食べて処理する。単独行動で素早く対応できるのが利点

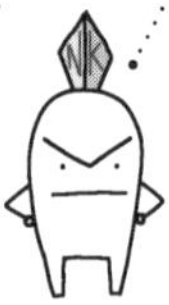

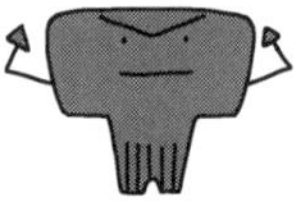

キラーT細胞

ヘルパーT細胞からの指示を受けて、ウイルスに感染した細胞やがん化した細胞を破壊する

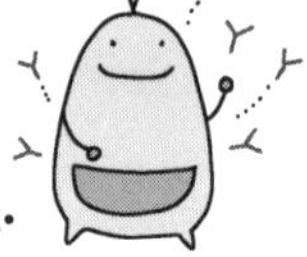

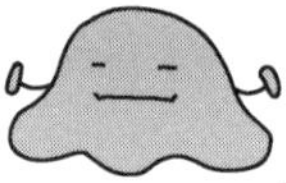

B細胞

ヘルパーT細胞からの指示を受けて、敵を無力化する武器（抗体）をつくる。また、その情報を記憶する

レギュラトリーT細胞

免疫細胞たちがはたらき過ぎて正常な細胞まで攻撃しないようにブレーキをかける

免疫細胞のチーム編成

1st

先発部隊（自然免疫チーム）

～はじめから備わっている免疫～

ウイルスや細菌などが侵入してきていないか、感染したり、がん化したりしている細胞はないか、常に全身をパトロールし、見つけたら処理して敵の攻撃や拡大を未然に防ぐ。マクロファージと樹状細胞は、敵の情報を入手したらヘルパーT細胞に伝える

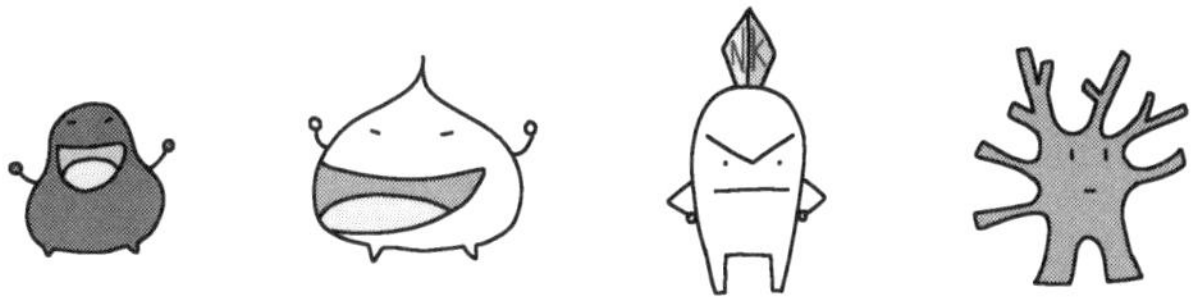

好中球　マクロファージ　NK細胞　樹状細胞

2st

増援部隊（獲得免疫チーム）

～病原体の情報を学習することで強化される免疫～

自然免疫チームだけで敵を処理できなかった場合に攻撃に参加するのが、獲得免疫チーム。マクロファージと樹状細胞からの情報を元に応援部隊を送り込むとともに、敵に特化した武器（抗体）をつくり、敵を攻撃する。敵の情報と攻撃方法は、次の侵入に備えて記憶される

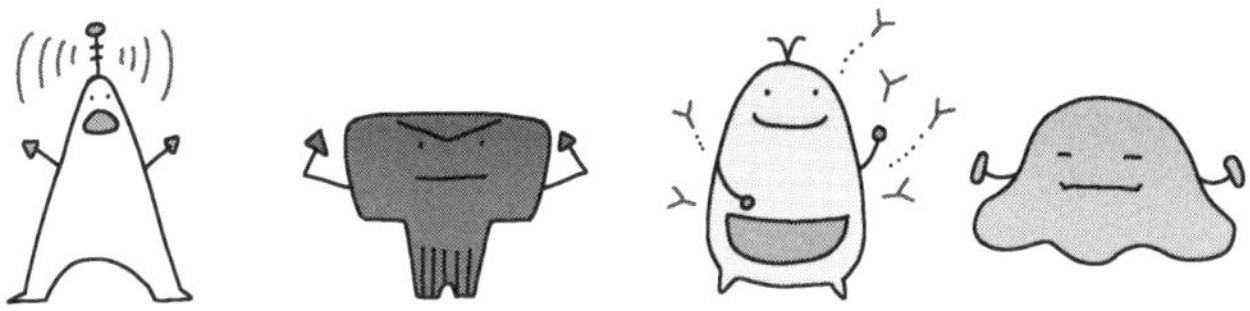

ヘルパーT細胞　キラーT細胞　B細胞　レギュラトリーT細胞

感染症を発症するのは、免疫の防衛を突破されたとき！

それでは、免疫がウイルスとどう戦っているのか、さらに解説しましょう。

ウイルスが体内に入ってきたときに最初に対応するのは、自然免疫チームです。

侵入してきたウイルスを発見したら、すぐに好中球やマクロファージが食べてしまいます。

この段階ですべてのウイルスを撃退できれば感染することはありません。

また、いくつかの細胞が感染していたとしても、**感染した細胞をマクロファージが食べたり、NK細胞が自殺（アポトーシス）を促す物質を打ち込んで処理すれば、やはり感染しません。**

しかし、自然免疫チームだけでは撃退できない強力なウイルスが侵入してくることがあります。そうなると、獲得免疫チームの登場です。

その準備は、自然免疫チームが戦っているときからはじまっています。戦っている最中に、マクロファージと樹状細胞から侵入してきた病原体の情報が送られるからです。

獲得免疫チームに情報が届くと、ヘルパーT細胞が、キラーT細胞に感染した細胞の破壊を、B細胞に侵入してきたウイルスを無力化する武器の生産を指示します。

B細胞がつくる武器が「抗体」というもので、免疫グロブリンというたんぱく質になります。

抗体という言葉は、新型コロナウイルス感染症関連の報道で何度も耳にしたことがあると思います。

ワクチンを接種することでつくられるのが、この抗体です。

ウイルス撃退の手順は、抗体でウイルスを無力化し、好中球やマクロファージが食べるという共同作業になります。

キラーT細胞は、ウイルスが感染した細胞を見つけ出し、殺しまくります。

侵入してきたウイルスと感染してしまった細胞を撃退できると、感染症を発症することはありません。

感染症を発症するのは、2段構えの免疫システムを突破されたときです。同じような環境にいながら発症する人としない人がいるのは、免疫がしっかりはたらけたかどうかの違いなのです。

ウイルスがすべて撃退できたと判断できたら、攻撃は終了。免疫システムのブレーキ役であるレギュラトリーT細胞から、ストップがかかります。

新型コロナウイルス感染症による重症化の原因といわれるサイトカインストームが起きるのは、この細胞の機能が低下しているからでないかと考えられています。ストップがかからなければ、自然免疫チームも獲得免疫チームも攻撃の手をゆるめません。

免疫細胞は、それぞれに自己判断で自分を制御できないからです。

そのため、**がむしゃらにはたらきすぎて、健康な自分の細胞まで傷つけてしまう**のです。

ウイルスを撃退する抗体攻撃の流れ

自然免疫チームを突破した手ごわい敵を撃退する方法のひとつが、抗体を使った攻撃です。抗体は、ワクチン接種でも手にはいる武器でもあります

1

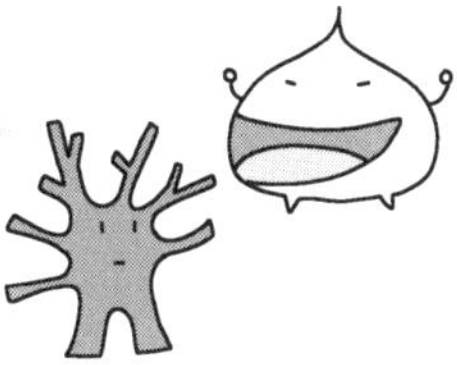

ウイルスの情報を入手する

マクロファージと樹状細胞がウイルスの情報をヘルパーT細胞に伝える

2

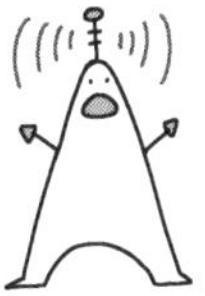

抗体生産の指示を出す

ヘルパーT細胞はウイルスの情報を分析し、B細胞に抗体生産の指示を出す

3

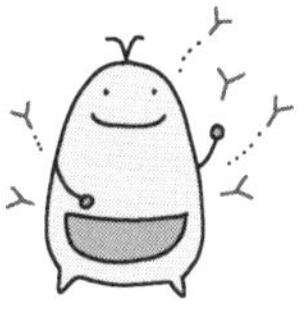

抗体でウイルスを攻撃する

B細胞でつくられた抗体は、ウイルスに結合して無効化する

4

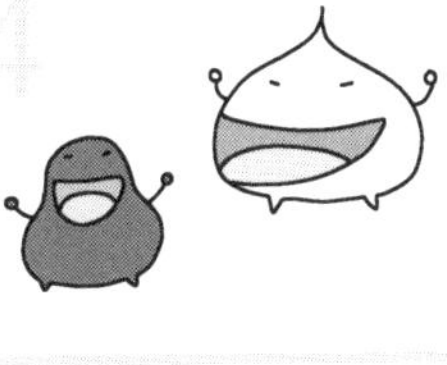

ウイルスを食べる

抗体が結合して無力化したウイルスを、好中球やマクロファージが食べて処理する

がん細胞を排除しきれなくなると、がんになる

日本人の2人に1人がなるといわれる、がん。がんになるかどうかも、免疫のはたらきにかかっています。

1章で述べたように、がん細胞は、健康な人でも毎日3000〜5000個つくられています。

がん細胞は、正常な細胞の遺伝子の突然変異によってつくられる細胞で、蓄積されてかたまりになると「がん」として発見されます。

毎日数千個もつくられているのにがんにならないのは、がん細胞を異物とみなした免疫システムが、こまめに排除しているからです。

がん細胞への攻撃も、ウイルスのときと同じように、自然免疫チームと獲得免疫チームの2段構えです。

がん細胞を見つけると、まず自然免疫チームが処理します。

このときに攻撃の中心になるのは、NK細胞です。

そして、自然免疫チームからがん細胞の情報を受け取った獲得免疫チームがメインになって、がん細胞の排除を担います。

こうした**免疫システムがしっかり機能していれば、毎日つくられるがん細胞がかたまりになることはありません。**

免疫力低下を狙っているがん細胞

しかし、がん細胞は、あの手この手を使って免疫細胞に見つからないように身を隠しながら、つねに免疫力が低下する隙を狙っています。

正常な細胞とがん細胞の大きな違いは、正常な細胞は役割が決まったり、終わったりすれば、それ以上増殖することはありませんが、がん細胞は増え続けるところです。

そのため、免疫の攻撃から逃れたがん細胞は、すぐに増殖しようとするのです。がんがかたまりになると、さらにやっかいになります。

というのは、免疫の攻撃を邪魔する細胞を増やすからです。この段階になると、免疫力を上げるだけでは体を守れなくなります。

がんを予防するには、がん細胞に隙を突かれないように「免活」を怠らないこと。それが、日本人の死因ランキング1位のがんを遠ざける最善の策なのです。

がん細胞と免疫の戦い

免疫力が低下していないときは

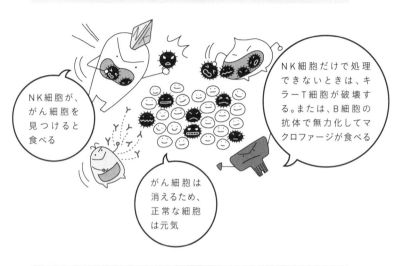

免疫力が低下したときは

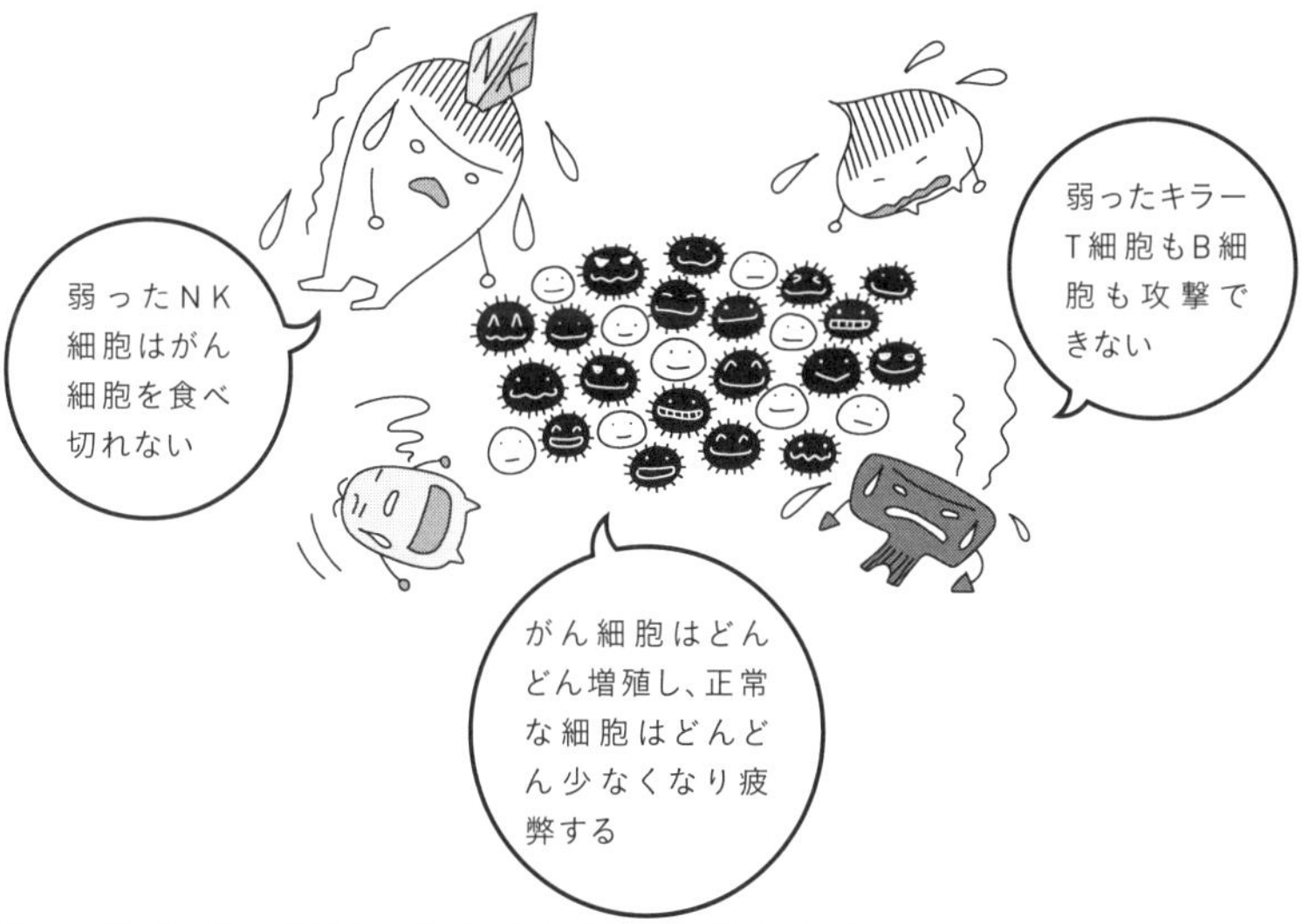

免疫細胞のバランスが崩れるとアレルギーを発症する

日本人の約3人に1人が、なんらかのアレルギー疾患を発症しているといいます。最新の調査では、約2人に1人という報告もあります。

いまや**国民病のひとつともいえるアレルギー疾患もまた、免疫力の低下によって引き起こされる病気**です。

この章の冒頭でも述べたように免疫力の低下は数値化できません。しかし、**低下することによって免疫のシステムに不具合が起きる**ことはわかっています。

そのひとつが、**獲得免疫チームのヘルパーT細胞のバランスが乱れる**ことです。

ヘルパーT細胞は、自然免疫チームからの情報を元にキラーT細胞、B細胞に指示を出しますが、その役割によってTh1とTh2という2種類に分かれます。

Ｔｈ１はキラーＴ細胞への指示、Ｔｈ２はＢ細胞への指示を担当します。

キラーＴ細胞もＢ細胞も、自然免疫チームから得た情報から特定の異物を完璧に葬り去る役割を任されているため、その攻撃力は強力で、過剰に反応しないようにＴｈ１とＴｈ２はお互いにバランスをとっています。

Ｔｈ１とＴｈ２のバランスが崩れ、自分の健康な細胞まで傷つける抗体ができてしまうと、関節リウマチやバセドウ病などの自己免疫疾患を引き起こします。

またバランスの崩れにより、異物に対して過剰に免疫反応が起きるのが、アレルギー疾患。本来は体に無害なものが対象になるのが問題なのです。

最近は、この**Ｔｈ１とＴｈ２のバランスの乱れは、免疫力の低下だけでなく、生活環境の影響を受けているのではないか**と考えられています。

さて、ここで問題です。

北欧に、フィンランド領とロシア領の２つに分断されているカレリアという地域があります。

分断されていても同じ民族が住んでいて、地理的にも、気候的にも、遺伝的にも類似しています。

違いといえば、フィンランド領のＧＤＰ（国内総生産）がロシア領の7倍であることくらいです。

さて、フィンランド領とロシア領、どちらがアレルギーの発症率が高いでしょうか？

圧倒的に発症率が高いのは、フィンランド領です。

花粉症の有病率はロシア領の４・５倍、ぜんそくの有病率はロシア領の2倍になります。原因は、経済的に豊かなフィンランド領は、インフラが整備されていて町がきれいすぎて、免疫の形成に必要な細菌などの刺激が少ないからです。

日本人にアレルギー疾患が増えてきているのも、同じ理由と考えられます。

実は、私たちは、免疫が未熟な状態で生まれてきます。

そして、成長にともなって、いろいろなウイルスや細菌が体に侵入してくることで獲得免疫が強化されて、徐々にＴｈ１とＴｈ２のバランスが整ってきます。

アトピーや食物アレルギーを持っていた子どもが大人になるとアレルギーが出なくなるのは、獲得免疫が強化されてＴｈ１とＴｈ２のバランスが整うからなのです。

つまり、**世界的にアレルギー体質の人が増えてきているのは、経済が発展してきれいすぎる環境で生活していることが原因**でもあるのです。

それでは、アレルギー体質の人が免疫力を高めることで、花粉症などのアレルギー疾患の発症を抑えることができるのでしょうか？

免疫力を上げる生活を続ければ、Ｔｈ１とＴｈ２のバランスが崩れることはないため、発症のリスクを下げられる可能性は高いといえます。

免疫の「ポジティブサイクル」を生む腸内環境と自律神経

感染症、がん、アレルギー疾患などから自分の体を守るには、**免疫力を高めること。**

そのカギを握るのは、「腸内環境」と「自律神経」です。

どちらも、最近の健康トレンドとしてよく取り上げられるテーマですが、腸内環境と自律神経を整えることが体によいのは、実は、2つとも免疫力を上げることにつながるからなのです。

免疫細胞は全身をくまなくパトロールしていますが、その7割は腸にいます。

腸は、食べ物から栄養を吸収し全身に送り出す器官ですが、食べ物と一緒にたくさんの病原体や異物が入り込んでくる場所でもあります。

そのため、腸は、免疫システムの最重要拠点にもなっているのです。

なかでも重要な役割を担っている免疫組織のひとつが、小腸に点在するパイエル板という器官です。

パイエル板のまわりには免疫細胞が集結していて、病原体が栄養素と一緒に血液中に送り込まれないように、つねに戦い続けています。

腸内環境が悪くなるとこのはたらきが鈍くなるため、必然的に免疫力が低下することになります。

1章で、体と心の健康を維持するシステムとして紹介した神経系も、免疫力と密接に関連しています。

ストレスに対応できなくなると免疫力が低下することは前述したとおりですが、このときに分泌系や免疫システムと連携して動いているのが、中枢神経と体のあらゆる器官をつないでいる末梢《まっしょう》神経のひとつ、自律神経です。

自律神経は、呼吸や血液循環、消化、体温などの機能をコントロールするために意思とは関係なく、24時間休まずにはたらき続けています。

うまくはたらかなくなると体のあちこちに不調があらわれるだけでなく、免疫力にも影響を及ぼすようになります。

「便チェック」で免疫の「調子」がわかる

腸内には約1000種、約100兆個の「腸内細菌」と呼ばれる細菌が生息しています。

その光景を顕微鏡で見ると、まるでお花畑のように見えることから「腸内フローラ」と呼ばれることもあります。

約100兆個という数をイメージするのは難しいと思いますが、腸内細菌をまるまる取り出せるとしたら、その重さは約1～2キロにもなるといいます。

腸内細菌は、そのはたらきによって、体にプラスの影響を及ぼす「善玉菌」、増えすぎると体に悪さをする「悪玉菌」、ふだんは無害なのに悪玉菌が増えると悪さに加担する「日和見《ひよりみ》菌」という3つに分類されます。

腸内環境は、この3種類のバランスによって決まります。

理想は善玉菌、悪玉菌、日和見菌がバランスよく、さまざまな菌がいることです。細菌の種類が減って、このバランスが崩れると腸内環境が悪化し、免疫力が低下する原因になります。

先ほど紹介したカレリア地方では、ロシア領の若い人の腸内細菌の多様性が高いことが報告されています。

悪玉菌は、腸にとって不要な菌というわけではなく、増えすぎなければ、肉類などのたんぱく質を分解して便として排泄する大切な役割を担っています。

しかし、増えすぎると腸内環境がアルカリ性に傾き、善玉菌がすみづらくなります。また、腸管バリアを損なう原因にもなります。

腸管バリアとは、腸内にいるウイルスや細菌などを栄養素と一緒に血液中に送り込まないように設置されている壁で、損なうとはバリアに穴が開いてリーキーガットという状態になってしまうということです。

そうなると、本来は腸内で処理されるべきだった病原体の成分や異物が体内に入り込み、免疫が反応して、いたるところで炎症が起きるようになります。

これは、イレギュラーな免疫反応。対象となるのは、入り込んだ異物だけでなく、ほかの健康な細胞まで傷つけることになります。

善玉菌が少なくなるのも問題です。

善玉菌は、食物から酢酸《さくさん》やプロピオン酸、酪酸《らくさん》などの短《たん》鎖《さ》脂《し》肪酸《ぼうさん》という成分を生成し、腸内環境を弱酸性に保っています。この状態を維持できれば、たとえ悪玉菌が入ってきても、**アルカリ性を好む悪玉菌が長居することはできない**からです。

また、最近の研究では、善玉菌が免疫システムのブレーキであるレギュラトリーT細胞を増やすこともわかってきました。

腸内環境が悪くなると、免疫が暴走するリスクが高くなるということです。

実際、**新型コロナウイルス感染症で重症化した人と健康な人の腸内細菌の状態を比**

べたところ、重症化した人は菌の種類が減少していたという報告があります。

さらに腸内細菌が、免疫システムと連携している分泌系にも影響を与え、幸せホルモンと呼ばれるセロトニンやドーパミンといった神経伝達物質の生成にもかかわっていることもわかっています。

セロトニンは感情をコントロールし、精神を安定させてくれるホルモンで、免疫の最大の敵でもあるストレスをやわらげることができます。

腸内環境が悪くなるということは、こうした善玉菌のはたらきが阻害されるということ。免疫力が低下するのは当然です。

ここまで述べてくると、自分の腸内環境が気になってきた人もいるかもしれません。実は、簡単にわかる方法があります。

それは、便です。

腸内環境がよければ、便はバナナのような形状で黄色〜黄褐色の色味をしていて、水に浮きます。逆に悪ければ、ガチガチの固まった黒っぽい便だったり、液体状でゆるかったり、下痢が続いたりします。

腸内環境がひと目でわかる「便チェック」

腸内環境が危ない！

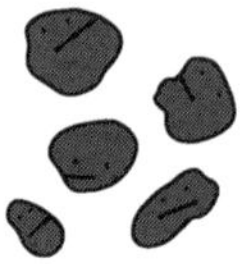

コロコロ

硬くて黒いウサギの糞のようなコロコロと分かれた便。腸内に残っている時間が非常に長く、有害物質が増えてしまっている

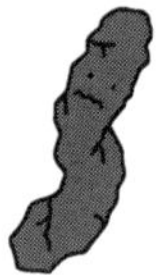

ガチガチ

コロコロの便がつながったり、表面にひび割れが入っていたりする便。腸内にとどまっている時間が長いことで水分が吸収されてしまっている

腸内環境良好！

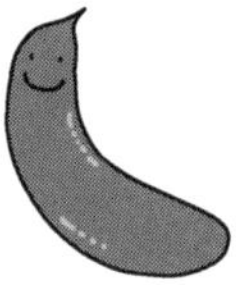

するっとバナナ

いきまなくてもするっと出てくる、バナナのような形をした便。善玉菌が多いときに出る便で、臭くなく、軽く水に浮く。こうした便が出るときは腸内環境がとてもいい状態である

腸内環境が危ない！

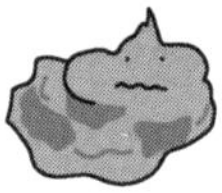

ふにゃふにゃ

形が崩れてふにゃふにゃだったり、ドロドロだったりする便。腸内にとどまっている時間が短く水分が吸収されず、出してもスッキリ感がない

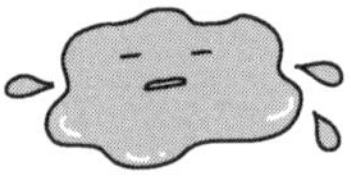

シャビシャビ

水っぽく、固形物があまり含まれていない液状の便。腸で水分がほとんど吸収されていない状態。何回も続くときは、腸炎や食中毒の疑いもある

悪い便の状態なら、あなたの免疫力は低下している可能性があります。

自律神経と免疫力の切っても切れない関係とは

自律神経には、体が活発に動いているときに優位になる「交感神経」と、リラックスしているときに優位になる「副交感神経」という2種類があります。

この2つの神経のどちらかが環境や状況に合わせて優位になることで、私たちが生きるために必要なあらゆる機能を適正にコントロールしています。

逆に、**うまくスイッチできなくなると、体に不調があらわれる**ようになります。

このような状態を、「自律神経のバランスが乱れる」といいます。

あなたは、自律神経失調症という病気を聞いたことがありますか?

これは、自律神経のバランスが乱れて、体の器官がうまくはたらかなくなり、さまざまな症状があらわれる病気です。

症状の例をあげると、頭痛、めまい、耳鳴り、目の疲れ、動悸、息切れ、手足のしびれや痛み、胃の不快感や吐き気、下痢、便秘、肩や首のこり、筋肉の痛み、不安、恐怖感、だるい、疲れが抜けない……。

体の調子が悪いなあと感じるときにあらわれる症状と似ていませんか？

もしかすると、あなたの体の調子が悪いのは、自律神経失調症と診断されるほどではなくても、自律神経のバランスが乱れていて、免疫力が低下しているからなのかもしれません。


私たちの体には、太陽が昇ったら活動的になり、沈んだら体を休めるという1日のリズムが組み込まれています。

自律神経は、そのリズムに合わせて朝になると徐々に交感神経が優位になり、夜になると徐々に副交感神経が優位になるようにセットされています。このリズムを崩さない生活を続けていると、自律神経のバランスが崩れることもありません。

要するに、規則正しい生活をするということです。しかし、朝食をとらなかったり、夕食を寝る直前に食べたり、1日中暗い部屋で過ごしたり、昼くらいまで寝たり、夜遅くまで起きていたりなど、不規則な生活を続けていると、たちまちリズムが乱れます。そうなると、交感神経と副交感神経がうまくスイッチできなくなります。

免疫力の最大の敵でもあるストレスにさらされても、リズムが乱れます。日中のストレスに対応するために交感神経が極端に優位になると、夕方以降になっても副交感神経がなかなか上がってこなくなるからです。

自律神経のバランスが崩れると免疫力が低下するひとつの理由は、免疫システムも呼吸や血液循環などと同じように、自律神経にコントロールされているからです。

交感神経が優位なときは、マクロファージや好中球などが活性化し、副交感神経が優位なときは、T細胞やB細胞、NK細胞などのリンパ球が活性化します。

どちらかに傾いている状態が続くと、2段構えの攻撃が崩れます。

マクロファージと好中球だけでは手ごわい相手に立ち向かえないし、マクロファー

交感神経と副交感神経のはたらき

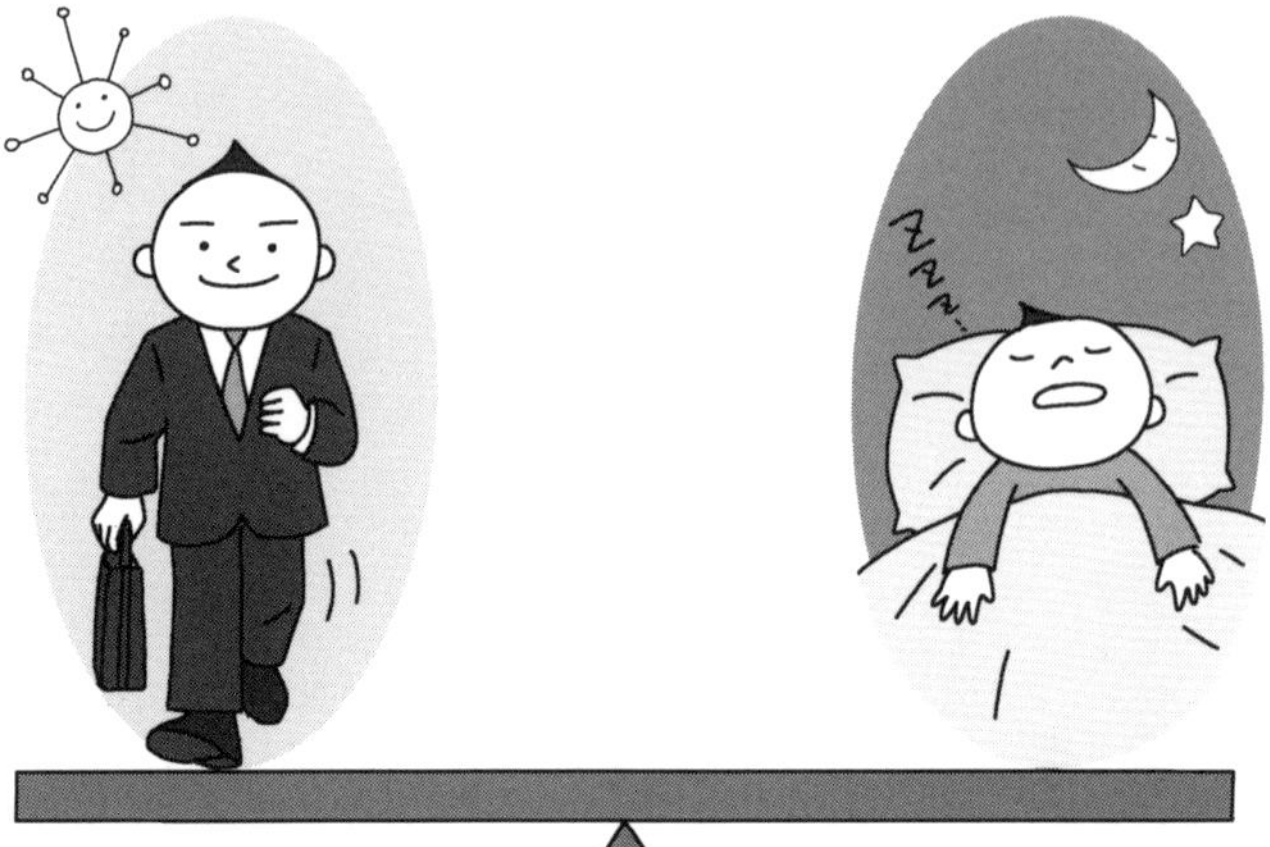

交感神経 日中に活発にはたらく		副交感神経 夜に活発にはたらく
興奮する	脳	リラックスする
広がる	気管	狭くなる
増える	心拍数	減る
緊張する	筋肉	ゆるむ
ぜん動運動が抑えられる	胃腸	ぜん動運動が活発になる
収縮する	血管	拡張する
増える	発汗	減る

ジャ好中球が少なくなると相手の情報が不足し、獲得免疫チームが効果的な戦いができなくなるからです。

また、NK細胞の動きが鈍くなると、毎日体内でつくられるがん細胞を処理できなくなることもあります。

もうひとつの理由は、**自律神経のバランスが崩れると腸内環境も悪くなるからです。腸内環境が悪くなれば、前述したように免疫力は低下**します。

あなたは、緊張やストレスでおなかがゆるくなったり、下痢したりしたことはありませんか？

ストレスがすぐにおなかの状態にあらわれてしまうのは、腸には脳に次いで多くの神経細胞があるからです。そのため、腸内環境が悪くなると、自律神経のバランスを崩すことにもなるのです。

このように、腸と脳がお互いに影響を及ぼしあうことを、「腸脳相関《ちょうのうそうかん》」といいます。

もちろん、マイナスばかりが影響する関係性ではなく、自律神経のバランスがよく

脳と腸は、相互に影響し合っている!

~腸脳相関~

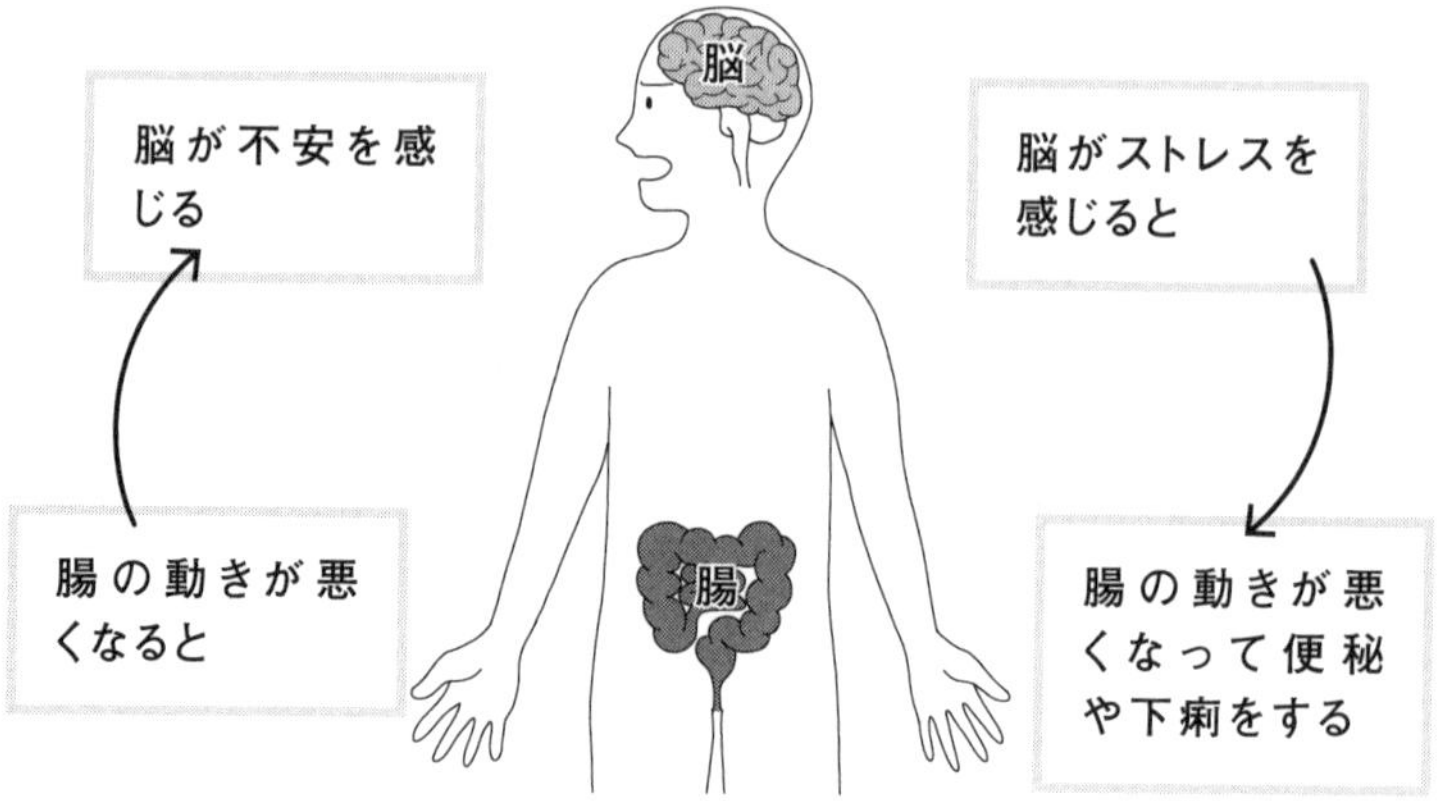

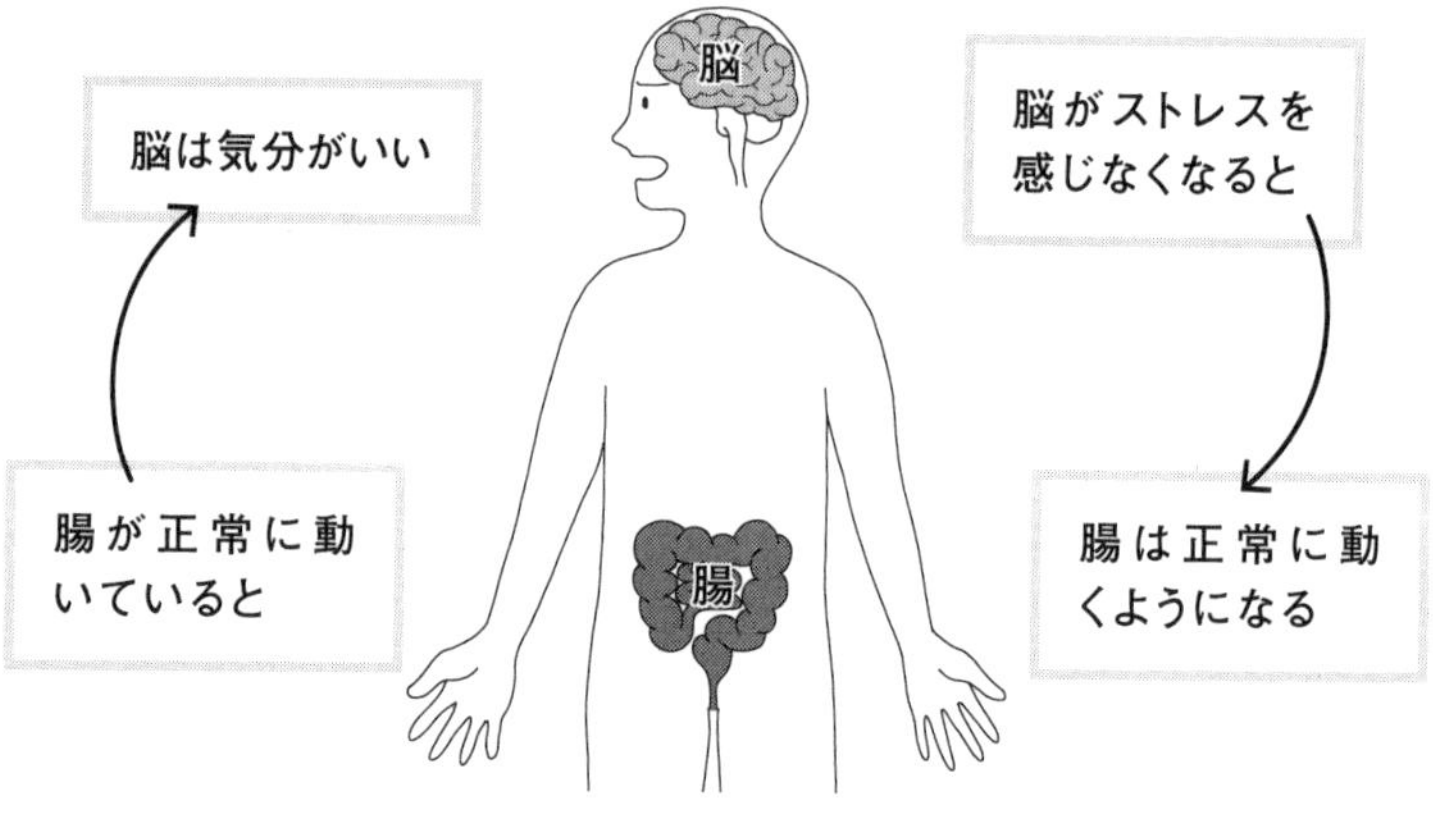

なれば腸内環境はよくなるし、腸内環境が良好なら自律神経も安定することになります。そして、免疫力が上がることになるのです。

「免疫老化」は止まらない？

人間の機能が加齢とともに落ちていくのは自然なことで、**免疫力も加齢とともに低下していきます。**

それは、新型コロナウイルス感染症の重症化率、死亡率を見るとよくわかります。厚労省が発表したデータによると、30代の重症化率を1とした場合、70代47倍、80代71倍と、高齢になるほど重症化しやすくなります。

逆に若ければ若いほど、重症化しにくくなります。

この傾向は、新型コロナウイルス感染症に限ったことではありません。**免疫が老化することによってどんなことが起きるかというと、たとえば、自然免疫チームのマクロファージや樹状細胞の異物を判断する能力が衰えます。**

病原体が異物と判断されなければ自由に活動できるようになり、病気にかかりやすくなります。

獲得免疫チームの能力の**ピークは20代で、40代になると半減**するともいわれています。

特にT細胞は量が少なくなるだけでなく、質も悪くなり、新たな敵に対する攻撃力が衰えます。

そうなると、少しでも強力な病原体に侵入されると防ぎきれなくなります。

さらに、免疫老化でレギュラリーT細胞の数の減少や機能の低下が起こることで炎症反応を制御できなくなり、炎症が続くことになります。

高齢になると、病気でなくても炎症が起きていることが多く、免疫力が低下することで、炎症を亢進することになるのです。

この炎症が止まらなくなる状態を、慢性炎症といいます。

慢性炎症そのものに自覚症状はありませんが、長く続くと一気に健康リスクが高くなります。

加齢とともに多くなる糖尿病、高血圧、脂質異常、肝疾患、動脈硬化、がん、そして認知症の発症にも関連しているといわれています。

残念ながら、私たちの体に起きる老化現象と同じように、免疫老化も止めることはできません。

しかし、**進行をゆるやかにすることはできます**。

それが、**免活をして、日々免疫力を上げるようにすること**なのです。

免疫が老化すると炎症を止められなくなる!

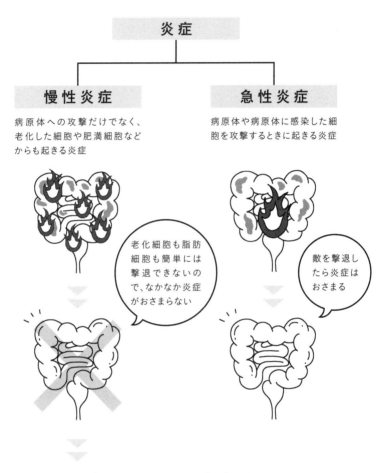

炎症

慢性炎症

病原体への攻撃だけでなく、老化した細胞や肥満細胞などからも起きる炎症

老化細胞も脂肪細胞も簡単には撃退できないので、なかなか炎症がおさまらない

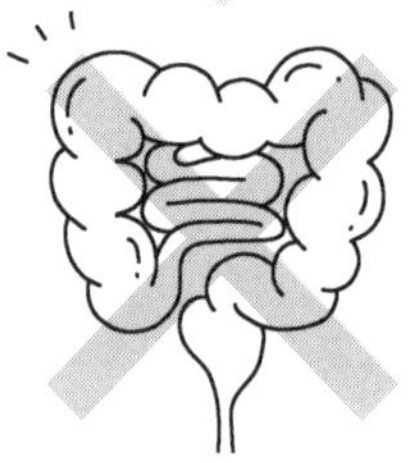

急性炎症

病原体や病原体に感染した細胞を攻撃するときに起きる炎症

敵を撃退したら炎症はおさまる

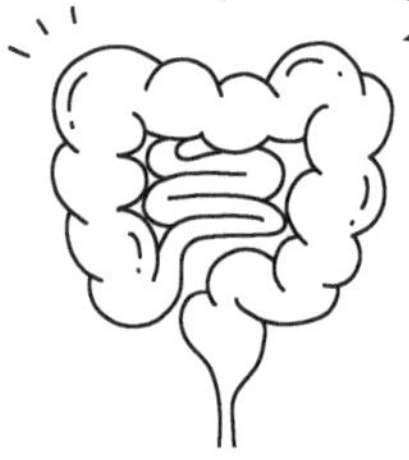

くすぶっている炎症が、全身のさまざまな臓器に飛び火する

- 血管に飛び火すると、動脈硬化につながる
- すい臓に飛び火すると、糖尿病につながる
- 脳に飛び火すると、認知症につながる

増強剤はありません！
免疫力は日々のちょこっと「免活」で上げる

免疫が正常にはたらいてくれるようになると、感染症やがん、アレルギー疾患などの病気のリスクを遠ざけることができます。

だるい、重い、すっきりしないなどのちょっとした体の不調も解消されます。

そのためには、「免活」です。

テーマは、腸内環境と自律神経を整えること。この2つの状態が良好なら免疫力が低下することはなくなります。

具体的に何をやるのかというと、睡眠の量と質を改善したり、食事を工夫したり、軽い運動を習慣にしたりなど、毎日の生活をちょっと変えるだけです。

気をつけるのは、免疫力を上げたいからといって無理をしないこと。

明日から、これまでの生活をガラッと変えるのは、ストレスになります。
何度も述べてきたように、ストレスは免疫力低下の最大の敵。ストレスを感じながら続けると、逆に免疫力を低下させることになります。

そもそも、生活をガラッと変えるなんて、とても長続きしません。
3章以降で、免活の方法をたくさん紹介します。
そのなかで、これならやれそう、続けられそうだと思うものからはじめてください。

免活を続けていると、「今日は体の調子がいいな」という日が増えてきます。
それが、まさしく免疫力が上がっている証です。
いつの間にか、気になる不調も消えているかもしれません。

第3章

睡眠を最高の「免活」にするちょっとしたコツは？

「免活睡眠」は質が大事

みなさんは、「寝れば治る」という言葉を聞いたことはありますか？

おまじないのように聞こえますが、本当です。

もちろん重度の病気が治るわけではありませんが、眠ることで症状がらくになることがよくあります。

なぜなら、眠ると余分なエネルギー消費を抑えられるとともに、免疫細胞が元気になるからです。

熱が出たり、**風邪をひいたりしたときに眠くなるのは、免疫システムが強制的に睡眠状態に持ち込んで体を守ろうとする免疫反応**なのです。

寝ているときに免疫細胞を元気にするのは、睡眠中に分泌される「成長ホルモン」

という物質です。

成長ホルモンは、成長期の骨格や筋肉の発達を促す物質として知られていますが、免疫力を強化する役割もあります。

そのため、十分な睡眠をとれているときは免疫はきちんとはたらいてくれますが、睡眠が不足すると成長ホルモンがうまく分泌されず、免疫力が低下してきます。


夜更かしや徹夜をしたら、次の日に風邪をひいてしまった……、夜遅くまで仕事しないと回らないぐらい忙しいときに限って、体調を崩すなんて経験がある人もいるのではないでしょうか。

睡眠時間が短いと風邪をひきやすくなることは、研究によっても明らかにされています。

米学術誌「Sleep」（スリープ）に発表された研究によると、**睡眠不足の人が風邪をひく確率は、十分な睡眠をとった人より4倍以上高くなる**と報告されています。

一晩の睡眠時間が6時間未満だった人は、7時間を超える睡眠時間をとっていた人と比べて風邪の発症リスクが4・2倍高く、5時間未満の人は4・5倍も高いという結果でした。

免疫力が低下するのは、睡眠不足で免疫細胞の機能が落ちるからでもあります。

獲得免疫チームの特徴のひとつは、体の中に侵入してきた細菌やウイルスなどの病原体の情報を記憶することで、再び同じ病原体が侵入してきたときに素早く効果的な攻撃ができることです。

しかし、睡眠不足が続くと敵の情報を記憶できる能力が落ちて、何度も同じ病気にかかる、なかなか回復しない……という慢性的な不調につながります。

ただし、睡眠が大切といっても、ただ眠ればいいというわけではありません。

実際、**9〜10時間以上の睡眠をとっている人は、将来的に体重が増えやすかったり、がんや生活習慣病になりやすかったりする傾向がある**という調査もあります。

これまで述べてきたように、睡眠時間はある程度重要ですが、見逃してはいけないのは質です。

睡眠には「レム睡眠」と「ノンレム睡眠」があり、私たちは眠っている間、この2つの眠りを約90分の周期で一晩に4～5回くり返しています。

レム睡眠は、半覚醒状態にある浅い眠りで、体は眠っていますが脳は記憶の整理などを行っています。

ノンレム睡眠は、体も脳も休息に入っている状態で、眠りの深さによって3～4段階に分けられます。

このうち、質のよい睡眠に欠かせないのが、いわゆる「ぐっすり眠っている」状態のノンレム睡眠です。

特に重要なのが、入眠から3時間までの深いノンレム睡眠の時間帯。

以前は「22時～2時の間が睡眠のゴールデンタイム」というのが定説でしたが、近年はさまざまな研究により、**成長ホルモンは時間帯に関係なく、眠りについてからの3時間のあいだに多く分泌される**ことが明らかになっています。

つまり、眠りに落ちてから最初に訪れるノンレム睡眠の間にぐっすり眠ることができれば、成長ホルモンが分泌されて免疫力が上がるということです。

といっても、自分の睡眠の質がよいか悪いかを判断するのは、なかなか難しいかもしれません。

質のよい睡眠には、次のような特徴があります。

すべてに当てはまる人は、質のよい睡眠がとれているといっていいでしょう。

・布団に入るとすぐに眠くなる。
・朝までぐっすり眠れる。
・すっきりと目が覚める。
・日中に眠気を感じることがない。

反対に、次の項目がひとつでも当てはまる人は要注意です。

・眠るまでに時間がかかる。
・夜中に何度も目が覚めてしまう。
・朝起きたときに頭がボーッとする。
・昼間に強い眠気を感じて集中できない。
・寝ても疲れがとれない。
・眠りが浅くて熟睡感が得られない。

「なかなか眠れない」、「朝起きるのがつらい」、「寝ても疲れがとれない」というような状態は、睡眠の質が悪くなっているサイン。睡眠環境の見直しが必要です。

「夜は早めに布団に入るし、睡眠時間はしっかりとれているはず！」と自信を持っている人でも、実は眠りが浅くて質のよい睡眠がとれておらず、免疫力が低下している……というケースも珍しくありません。

質のよい眠りを得ることができなければ、どんなに長時間眠ったとしても、睡眠が不足しているのと同じこと。体と脳が十分に休息することができずに疲れがたまるだけではなく、免疫力もどんどん低下してしまいます。

言い換えると、毎日十分に質のよい睡眠がとれていれば、免疫力は自然と高まり、病気に強い体を維持できるということでもあります。

たかが睡眠と侮らず、**免活となる睡眠「免活睡眠」**を心がけましょう。

「免活睡眠」のキーワードは「7時間睡眠」

ただし、睡眠の質がよければ、3時間でも、4時間睡眠でもいいというわけではありません。

なかには、その時間でも大丈夫な方がいますが、非常に個人差があります。

ある程度の睡眠時間は確保しておいたほうがよいでしょう。

そもそも日本は世界でもトップクラスの「眠らない国」といわれており、厚生労働省の令和2年度「健康実態調査結果の報告」を見ると、**1日の平均睡眠時間が6時間に満たない成人は、なんと全体の3割以上**を占めています。

また、令和元年「国民健康・栄養調査」では、20歳以上の国民の約2割が「睡眠時間が足りなかった」と答えています。

つまり、日本人の5人に1人が慢性的な睡眠不足に陥っているということです。

理想の睡眠時間については、先ほども述べたように「3〜4時間でも問題ない」という人もいれば、「8時間以上眠らないと体調を崩す」という人もいるなど、人によって個人差がありますが、最近の研究では、平均して7時間くらい眠っている人が最も死亡率が低いといわれています。

2004年に報告された「日本人の睡眠時間と死亡率」の関係を追跡した調査によ

ると、睡眠時間が約7時間（6・5時間〜7・4時間）の人が最も死亡率が低く、4時間以下と10時間以上の人は死亡リスクが約2倍も高くなることが明らかにされました。

また、2010年に発表された「睡眠時間と唾液中の免疫物質IgAの関係」の研究では、**睡眠時間が6〜8時間のグループはIgAの分泌量が多く、5時間以下もしくは9時間以上のグループは、IgAの分泌量が減少した**という結果が報告されています。

IgAとは、獲得免疫チームのB細胞がつくる免疫グロブリンのひとつで、細菌やウイルスなどに対する抗体です。

つまり、IgAが減少すると、免疫力が低下し、感染症にかかるリスクが高くなるということです。

睡眠時間は、短すぎても長すぎても免疫力が低下します。

免活睡眠がおすすめする睡眠時間の目安は、7時間。

まず起床時間を基準にして、そこから7時間を引き算して、就寝の時間を決める。

たとえば、いつも朝7時に起きるのであれば、就寝時間は夜12時になります。

ただし、睡眠時間は年齢や生活スタイル、季節などによっても変化するので、きっちり7時間ではなく、7時間前後ととらえてください。


実際、年齢とともに睡眠時間は短くなるといいます。

厚生労働省の「健康づくりのための睡眠指針2014」によると、年齢別の睡眠時間は25歳で約7時間、45歳で約6・5時間、65歳で約6時間と、20歳年をとるごとに約30分ずつ減少するといいます。

これは、年齢を重ねるとともに基礎代謝が低下し、エネルギーの消費量も減ることで、必要な睡眠時間が短くなるからではないかと考えられています。

また、睡眠時間は季節にも影響を受けます。

一般的に春から夏にかけて少しずつ短くなり、秋から冬にかけて長くなるといいます。これには日の出から日の入りの時間が関係しており、体内時計が日の長さの変化を感じ取り、就寝・起床のタイミングを自動調整することに関係しているといわれています。

免活睡眠の理想をいえば、同じ時間に寝て、同じ時間に起きる生活がベスト。しかし、毎日実行するのはなかなかたいへんです。

忙しくて就寝時間が遅くなってしまう日もあるでしょう。

そんなときは、**起床時間をそろえるのがポイント**です。

免疫システムをコントロールしている自律神経と連動している体内時計は、朝日を浴びることで毎日リセットされています。

寝る時間が遅くなっても、いつもと同じ時間に起きて朝日を浴びれば、自律神経が乱れにくくなります。

とはいえ、何日も続けば、当然、免疫力は低下してきます。

絶対に避けたいのが、平日の睡眠不足を休日に「寝だめ」で補おうとすること。

平日の睡眠不足を解消するために**休日に寝だめする不規則な生活は「ソーシャル・ジェットラグ（社会的時差ぼけ）」という症状を招き、睡眠の質を低下させる**ことが近年の研究でも証明されています。

ソーシャル・ジェットラグとは、「平日と休日の就寝・起床リズムのずれによって起こる心身の不調のこと」で、2006年にドイツの時間生物学者・ロネンバーグ教授らによって提唱された新しい概念です。

体内時計は約24時間周期で睡眠と覚醒のリズムを刻み、そのリズムに合わせて自律神経が体のあらゆる器官をコントロールしています。

私たちが夜になると眠くなるのは、そのリズムによって眠りに誘う「メラトニン」という睡眠ホルモンが分泌されるからです。

ところが、不規則な生活で体内時計が乱れると、睡眠ホルモンがうまく分泌できなくなります。体内時計は、休日の2日間朝寝坊しただけでも30〜45分のずれが生じるといわれています。

2018年に発表された「睡眠負債・社会的ジェットラグと疲労感との関連」についての研究によると、ソーシャル・ジェットラグによって「疲れやすい」と回答した人は39・3%、「朝、疲れて起きる」と回答した人は18・1%、「朝、起きにくいと感じる」と回答した人は25・0%。**平日と週末の睡眠時間帯の「ずれ」によって生じる「社会的時差ぼけ」が疲労感と関連する**ことが確認されています。

疲労感とは免疫力が低下している現れでもあるので、**休日の寝だめが免疫力を低下させる可能性がある**ともいえるのではないでしょうか。

免疫力を維持するには、起床時間を守って、できる限り7時間の睡眠時間を確保することです。

もし寝不足かな？と感じたときは、起きる時間を遅くするのではなく、寝る時間を早めることで睡眠時間を調整するのがおすすめです。

起床時間を守れば、少しぐらい睡眠時間が長くなっても構いません。

そして、残業がない日や休日などは、いつもより1~2時間早く布団に入ってみるといいでしょう。

「眠りの儀式」が「免活睡眠」を呼び起こす

睡眠の質を高めるためにおすすめの方法が、「眠りの儀式」です。

儀式というと大げさに聞こえるかもしれませんが、眠る前に行う習慣のようなもの。スポーツ選手が勝つために行うルーティーンや、物事がうまくいくためのおまじないのようなものと思ってください。

特にこれをしなければいけないという決まりごとはなく、好きな音楽を聴く、ストレッチをする、アロマの香りを楽しむなど、自分にとって心が落ち着く行動なら何でも構いません。

毎日くり返すことによって、だんだんと**脳や体が儀式を行うと「そろそろ寝る時間だな」と準備をはじめるようになり、活動モードから休息モードへとスイッチが切り替わりやすくなります。**

では、免活におすすめの「眠りの儀式」をいくつか紹介します。

●ぬるめのお湯で15分入浴する

お風呂は全身の血流をスムーズにし、心身をリラックスさせる副交感神経のはたらきを活性化してくれます。

就寝の1~2時間くらい前までに入り、39~40℃のお湯に15分くらいつかるのが理想的。最初は肩までしっかりつかって、後半は半身浴というのもいいでしょう。

ぬるめの温度でほどよく体の深部が温まり、**入浴後に体温が少しずつ下がっていくことで眠気が誘発され、寝つきがよくなります。**

熱い温度のお風呂が好みという人もいますが、42℃以上の入浴は活動モードの交感神経を刺激し、かえって眠りを妨げてしまうことになるので要注意。

また、最近は入浴を**シャワーだけですませるという人も増えていますが、浴びた直後は温まった気がしても体の深部まで温まっていない可能性がある**ので、眠りの儀式としてはあまり効果がありません。

●マインドフルネス瞑想《めいそう》呼吸をする

仕事などでストレスを抱えていると、布団に入ってもあれこれと考えごとをしてしまい、なかなか眠れない……ということが多々あります。

そんな人におすすめの眠りの儀式が、「マインドフルネス瞑想呼吸」です。

マインドフルネス瞑想呼吸は、脳にはたらきかけて寝つきをよくしたり、睡眠の質を向上させたりすることで、近年注目を集めている呼吸法です。**脳の負担を減らしてストレスを軽減し、翌日の仕事のパフォーマンスを上げる**ことも、ハーバード大学などの研究で明らかになっています。

〈マインドフルネス瞑想呼吸〉

1. 背すじを伸ばして座る、または仰向けに寝て手足を伸ばし、軽く目を閉じる。
2. 自然に呼吸しながら胸やおなかの動きに意識を向ける。
3. 息を吸いながらおなかや胸がふくらむのを感じる。
4. 息を吐きながらおなかや胸が縮むのを感じる。
5. 雑念が頭に浮かんできたら、雑念を捨てるところをイメージする。
6. 心を落ち着けて意識を戻す。
7. 意識を広げて全身で呼吸するイメージをしてみる。

●ヨガやストレッチで体をほぐす

寝る前の運動は交感神経を優位にさせて眠りを妨げる原因になりますが、軽いストレッチやヨガなら筋肉をゆるめることで血行がよくなり、副交感神経を刺激して、自然と眠くなる作用があります。

5章で**眠りの儀式にぴったりなストレッチ**を紹介しておりますので、ぜひ参考にしてみてください。

ただし、頑張りすぎるのは禁物。交感神経が高まり、眠気を吹き飛ばしてしまうことになります。**ゆっくり無理をしないペースで、気持ちよく体をほぐすことを意識**してください。

●3行日記をつける

寝る前に日記を書くのも、ストレスをやわらげてよい眠りに導くために有効な方法です。**日記には自律神経を整え、心をデトックスする効果**があります。

その日あった出来事を思い出して、手帳やノートに次の3行を書き出すだけで大丈夫です。

①今日、一番失敗したこと
②今日、一番感動したこと
③明日の目標

日記といっても、誰かに見せるわけではないので、格好つける必要も、いい文章を書く必要もありません。

心に浮かんだことを、時間をかけずに思いつくまま素直に書き出してみましょう。

3行日記で1日を振り返ると、もやもやした気持ちが頭のなかで整理されて、すっきりした気持ちになります。

さらに、今の気持ちを客観的に見ることができるようになり、気づきが生まれ、未来に向けたビジョンを前向きにイメージしやすくなります。

「免活睡眠」を誘う食事術とは

睡眠の質は、食生活とも密接にかかわっています。

食事の内容が睡眠の質に影響を与えることは、研究データからも明らかになっています。

米コロンビア大学の研究チームが行った睡眠と食事に関する調査によると、食事の際に食物繊維を多くとった日は寝つきがよく深い眠りを得ることができ、反対に、脂質や糖質の摂取量が多くなると入眠までの時間が長くかかり、睡眠の質が低下したという結果を発表しました。

特に**糖質を多くとった場合は、睡眠の途中で目が覚めてしまうことが多く、深い眠りが得られなかった**といいます。

このことから、良質な睡眠には、脂質や糖質が少なく、食物繊維が豊富な食事が好ましいといえます。

つまり、ヘルシーで体によい食べ物が、睡眠にもよいということです。


ただし、ちまたでは不眠に効く食べ物としていろいろな食材があげられていますが、実は科学的根拠がないものが多いので注意してください。

また、**健康によいという広告につられて同じ物ばかり食べていたら、逆に栄養が偏って体調を崩してしまう**ことにもなりかねません。

何事もバランスが肝心です。

また、食事をとるタイミングなども睡眠の質を左右する大事なポイントです。次の3つの点に気をつけましょう。

●寝る3時間前までには、夕食を食べ終える
夕食は就寝の3時間前までにすませるのが基本といわれています。

食事をした後は、消化のために胃腸が活発にはたらいています。そのまま胃に食べ物が残っている状態で寝てしまうと、胃腸に負担がかかって眠りが浅くなってしまいます。

食べるものにもよりますが、食べ物を消費するにはだいたい2〜3時間ぐらいはかかるので、就寝の3時間前には食事をすませておくのが理想です。

メニューは脂っこい揚げ物や、消化されにくいものは避け、野菜の煮物や刺身など消化のよい献立がいいでしょう。

また、**毎日食事の時間がバラバラだったり、極端に遅い時間帯に食事をしたりする生活も、体内リズムの乱れにつながるので改める必要**があります。

仕事などで忙しくてどうしても食事の時間が遅くなるときは、夕食時と遅い時間の2回に分けて食べると胃腸への負担をやわらげることができます。

特に遅い時間は、消化が良いものを、少量食べるようにするのが睡眠の質を妨げない秘訣《ひけつ》です。

ご飯やパン、麺などの主食は避けて、豆腐や納豆など植物性タンパク質の多い食品を中心にとるようにするといいでしょう。

●お酒を飲むなら適量を控えめに

アルコールには不安やストレスをやわらげ、寝つきをよくするという作用があります。

お酒を飲むと眠くなる……という人、結構多いですよね。

実際、適量のお酒は寝つきをよくしてくれるといわれています。

しかし、飲みすぎは禁物。お酒は飲みすぎると、**逆に脳を覚醒させて眠りの質を下げる原因になる**ので注意が必要です。

寝る前にお酒を飲むと、眠っている間も肝臓が摂取したアルコールを分解しようとするので、脳と体は休む暇がなくて疲れてしまうというデメリットもあります。

どうしても飲みたい人は、少量のお酒を適量にすること。

厚生労働省によると、**適度な飲酒の目安はビールならロング缶1本（500㎖）、チューハイならショート缶1本（350㎖）、日本酒1合（180㎖）、焼酎1杯（100㎖）、ワイン2杯（120㎖）、ウイスキー2杯（60㎖）ぐらい**といわれています。

といっても、これはあくまでも平均的な摂取量の目安。お酒については体質や性別などによっても個人差があるので、自分にとっての適量を守ることが重要です。

毎日飲み続けていればアルコールに対する耐性ができて少しの量では眠れなくなり、どんどんお酒の量が増えていく……という悪循環につながります。

健康のためにも週1~2日は、休肝日をつくることも心がけましょう。

●安眠効果ある温かい飲み物で水分補給

夜中にトイレに行きたくなりそう……と思って夜は水分をとることを控える人がいますが、実は寝る前の水分補給は、ぜひ毎日取り入れてほしい習慣です。

人間は就寝中にコップ1杯分くらいの汗をかくといわれています。

朝起きたときに脱水症状にならないためにも、寝る前にしっかりと水分補給をしておきたいもの。もちろん、たくさん飲むとトイレに行きたくなってしまうので、適量は守らなければいけません。

就寝中に失われる分と同じコップ1杯程度の量がいいでしょう。

体を温めると寝つきがよくなるので、冷たい飲み物より温かい飲み物のほうがベター。白湯やカフェインの入っていない飲み物を選ぶようにしましょう。

ラベンダーやカモミールなどのハーブティーは、香りがよくリラックス効果があるので、眠る前の飲み物として最適です。

コーヒーや紅茶のようにカフェインが多く入っている飲み物は興奮作用があるので就寝前には向きません。

さらに、カフェインに含まれる目覚ましの効果は数時間持続するといわれています。

夕方以降はカフェインの入っている飲み物は避けたほうがいいでしょう。

免疫力を上げる「ぐっすり寝室」とは

睡眠の質を高めるために最も大切なのは、リラックスすることです。

自律神経は、睡眠時には休息モードの副交感神経が優位になるはずですが、何らかの理由でこの切り替えがうまく行われなくなると交感神経が優位になり、眠れなくなったり、睡眠の質が低下したりします。

副交感神経が優位になるように睡眠環境を整えてあげることも、睡眠の質を高める方法のひとつです。

心地よい眠りに誘う環境づくりのポイントは、次のとおりです。

●照明を落として間接照明に切り替える

眠るための環境づくりのなかでも、特に気をつけたいのが「光」の影響です。

通常、メラトニンは眠る1～2時間くらい前から分泌がはじまるといわれています。

しかし、**夜になっても明るい照明の光を浴び続けていると、朝日を浴びているときと同じように脳も体も覚醒モードに入ってしまい、メラトニンの分泌が減少**して眠りにくくなってしまいます。

スムーズに入眠するためにも、就寝時間の1～2時間前には明るい照明は落として、間接照明に切り替えましょう。

就寝前の室内の明かりの色は、蛍光灯ではなく、やさしい暖色系の電球色がピッタリ。部屋全体がやさしい雰囲気になり、気持ちを落ち着かせる効果があります。

●眠る1時間前からスマホを見ない

デジタル機器が普及した現代では、深夜までテレビやパソコン、スマホ、タブレットなどを触っているのが当たり前。寝る直前までSNSを楽しんだり、動画を見たり、ゲームをしたり……という人が多くいます。

しかし、これは睡眠の質を低下させる、とても危険な習慣です。

テレビやスマホ、タブレット、パソコンなどの液晶画面から放射される光は「ブルーライト」と呼ばれ、人間の目で見ることができる可視光線のなかで最も波長が短い青色光です。一般的に光には、波長が短いほどエネルギーが高いという性質があり、ブルーライトは視光線のなかでも特に高いエネルギーを持つといわれています。

もちろん太陽光からもブルーライトは出ていますが、自然界のブルーライトは朝に浴びると体内時計をリセットさせて脳と体を覚醒させてくれるはたらきがあります。これに対して、**夜のブルーライトは体内時計のリズムを崩し、睡眠を妨げる原因**となることが、さまざまな研究からも明らかにされています。

これから休息しようとしているのに、朝の太陽と同じような強い光を浴びていたら、脳も体も落ち着かなくて眠るどころではありません。

ブルーライトは、視神経を通じて自律神経を強く刺激し、深夜に何度も目が覚める、どれだけ眠っても疲れがとれないというような不眠につながります。

また、光の影響だけでなく、**眠る前にメールやSNS、ニュースなどをチェックするという行動も、脳を活性化させて眠りにくくさせる原因**となります。

眠る1時間前にはスマホなどの使用は控え、目をしっかり休ませて、来るべき眠りの時間に備えましょう。

●寝室にテレビを置かない

よく寝室にテレビを置いて、眠くなるまでベッドの上で好きな番組を見るという人がいますが、睡眠の質を高めたいならNG。テレビはリビングで楽しむようにして、寝室には置かないようにするほうが無難です。

スマホやパソコンと同様にテレビの液晶からもブルーライトの強力な光が出ており、寝室にテレビを置くとそのブルーライトの影響で眠りを妨げてしまいます。

また、寝室でテレビを見ることが習慣になると、「寝室は眠る場所である」という意識が薄れて、普段なら寝室に入ると脳が寝る準備をはじめるのが、部屋に入っても目がさえてしまうということにもつながります。

寝室には、ベッドや布団以外のものはできるだけ置かないようにすること。そうすることで**「この部屋は眠る場所なんだ」という潜在意識が芽生え、寝室に入るだけで脳も体も眠る準備に入れる**ようになります。

●心地よい音楽を聴く

心身がリラックスするような音楽を聴くことも、副交感神経を優位にして、質のよい眠りへ誘う効果があります。

たとえば、川のせせらぎ、鳥の声というような自然の音や、クラシック音楽などを聞くと、脳をリラックスさせる「α波」という脳波が発生するといわれています。

もちろん、自分にとって心地よいと感じる音楽であればジャンルは問いませんが、アップテンポの曲や歌詞が入っている曲は、交感神経を刺激して眠りを妨げることがあるので、寝る前の音楽としてはおすすめしません。

また、音楽のかけっぱなしも睡眠を浅くする可能性があるので、**寝る前には電源を切る、タイマーをセットするなどして、睡眠中は音楽を止めて静かな環境で眠るように意識**しましょう。

●お気に入りのパジャマを着る

パジャマや寝具選びも、睡眠の質を上げるためのひとつの重要なポイントです。快適な眠りに誘うような肌触りのよい素材、寝心地、デザインなどにこだわると、心が満たされてリラックスした状態をつくりやすくなります。

睡眠中は意外と寝がえりを打ったり、動いたりするので、パジャマは締め付けのないサイズのものを選ぶといいでしょう。

なかにはパジャマと部屋着を分けていないという人もいますが、なかなか眠れないというような人は部屋着とパジャマは分けることです。

パジャマに着替えることによって「これから眠りますよ」というサインが脳に送られ、眠りのスイッチが入る合図となるからです。

第4章

「免活ごはん」で「イイ調子」に！

免疫細胞も、食べたものでできている

免活睡眠の次は、免活ごはん。

何をどう食べるかについて紹介していくことにしましょう。

まずは免疫力を上げる栄養素について。免疫細胞も、当たり前のことですが、体をつくるほかの細胞と同じように、食べたものでできています。

免疫細胞をつくる材料となる主な成分は、「たんぱく質」です。

良質なたんぱく質を十分にとっていればたくさんの免疫細胞がつくられ、逆に、たんぱく質が不足すると免疫細胞が減少し、免疫力が低下してしまいます。

食事などで摂取したたんぱく質は、体内に入ると20種類のアミノ酸に分解され、吸収されていきます。この20種類のうち11種類は体内で合成できるアミノ酸ですが、9

種類は体内でつくることができない「必須アミノ酸」。そのため、食事によって摂取しなければ補給できません。

この**必須アミノ酸のバランスは「アミノ酸スコア」で評価され、100に近いほど良質なたんぱく質**といわれています。

たんぱく質には大きく分けて、肉や魚などの動物性たんぱく質と、大豆や野菜、穀類などの植物性たんぱく質があります。アミノ酸スコアでみると動物性の食品のほうが必須アミノ酸のバランスがよいのですが、一方で、動物性はとりすぎると飽和脂肪酸やコレステロールを増やすおそれがあり注意が必要です。

一方、**植物性の食品は動物性に比べるとアミノ酸スコアが低い傾向がありますが、食物繊維やミネラルを豊富に含んでいる**というメリットがあります。

このようにたんぱく質にはそれぞれに含まれるアミノ酸によって異なる作用があり、互いに補いあうことで機能しています。そのため、どちらか一方に偏るのではなく、動物性と植物性のたんぱく質をうまく組み合わせて必須アミノ酸をバランスよく摂取することが肝心です。

たんぱく質は、免疫細胞の材料になるだけでなく、免疫細胞が活発にはたらける環境を整える役割もあります。

必須アミノ酸のうち、バリン、ロイシン、イソロイシンの3つのアミノ酸は「分岐鎖アミノ酸（ＢＣＡＡ）」と呼ばれ、筋肉の強化や肝機能の向上などとともに、**好中球のはたらきを改善し、ＮＫ細胞を活性化する効果がある**といわれています。

また、免疫細胞の増殖を促すグルタミンやマクロファージを活性化するアルギニンなど、非必須アミノ酸のなかにも免疫細胞のはたらきをサポートするものがあります。

免疫力を上げるために推奨されるたんぱく質の摂取量は、体重1kgあたり1g。たとえば、体重50kgの人なら1日の目安は50g、体重60kgの人なら60gです。

高齢者は食事の量が少なくなり免疫力も下がりやすいので、意識的に肉や魚、卵、豆類でたんぱく質をとるように心がけることが大事です。

コロナウイルスにも効果があった「免活ビタミン」とは？

免疫細胞が、その能力を十分に発揮できる環境を整えるための栄養素はたくさんあります。

まずあげられるのが、ビタミンDです。

ビタミンDというと、歯や骨を丈夫にする栄養素というイメージを持つ人が多いかもしれません。

ビタミンDが、カルシウムの吸収を助けたり、骨の成長を促進したり、血液中のカルシウム濃度を一定に保ったりと、骨の健康に欠かせない栄養素であることは事実です。しかし、ビタミンDの力はこれだけではありません。

第1章でも述べたように、**ビタミンDには免疫機能を調整するはたらきがあります。**

体内に細菌やウイルスが侵入してきたときに免疫細胞を活性化させて攻撃の指令を出す一方で、過剰な攻撃を抑制して炎症を防ぐという役割も担っています。

そのため、風邪やインフルエンザ、気管支炎、肺炎などの感染症はもちろん、がんや高血圧といった生活習慣病の予防にも有効といわれています。

なかでも近年特に注目を集めたのが、新型コロナウイルスとの関連性です。

ビタミンDが新型コロナウイルス感染症に影響を与えることは、さまざまな研究からわかってきています。

たとえば、新型コロナウイルスの感染患者にビタミンDを投与した研究では、ビタミンDを投与した患者は重症化のリスクが著しく減り、ビタミンDには新型コロナウイルスの感染や重症化を防ぐ効果があるという可能性を裏付ける結果となりました。

また、**ビタミンDが不足すると、新型コロナウイルス感染症の発症リスクが約1・5倍、軽症以上の入院リスクが約2倍になるという研究報告**もあります。

ビタミンDは、免疫システムに欠かせない「免活ビタミン」なのです。

それでは、私たちは、日々どれだけのビタミンDを摂取できているでしょうか。

日本人の食事摂取基準（2020年版）によると、ビタミンD摂取の目安は、成人の男女ともに1日あたり8・5gとなっています。

これに対して、厚生労働省の「平成30年国民健康・栄養調査結果の概要」で発表された日本人1人1日あたりのビタミンDの摂取平均値は、6・6g。

日本人の約7〜8割は、ビタミンD不足に陥っているというのが現状なのです。

このままビタミンDが不足している状態が続くと、骨や筋肉が弱くなり、転倒や骨折につながりやすくなります。特に高齢者は、骨がもろくなる骨粗しょう症のリスクが高まるといわれています。

また、免疫力の低下を招くことから、風邪やインフルエンザなどの感染症にもかかりやすくなります。これは、新型コロナウイルスにもいえることです。

ビタミンDを摂取する方法として一番簡単なのは、ビタミンDを多く含む食品を日々の食事で積極的にとるようにすることです。

ビタミンDは、鮭やいわしなどの魚介類や干ししいたけなどのきのこ類、卵などに豊富に含まれています。

特に骨まで食べられるような魚は、カルシウムも一緒に摂取できて一石二鳥です。また、ビタミンDは、第1章で述べたように、紫外線を浴びることによって体内で合成することができる栄養素でもあります。

国立成育医療研究センターがコロナ禍の2021年に行った調査によると、病院ではたらく医療従事者の多くに、ビタミンDが欠乏している傾向がみられたといいます。これは、院内の仕事に追われ、太陽の光を浴びる時間がなかったことが要因のひとつと考えられています。

太陽の光を浴びるといっても、砂浜や芝生に寝転んだりする必要はありません。**夏であれば日中に10分前後、冬なら20分～30分ほどの散歩やウォーキングで、十分な量のビタミンDをつくることができます。**

免疫システムを強力にサポートする「免活栄養素」とは

ビタミンD以外にも、「免活」に欠かせない栄養素はあります。

ビタミンAやビタミンCなどの各種ビタミンもそうです。

ビタミンAは細胞の再生を促す作用があり、免疫細胞のはたらきを活性化します。

また、鼻やのどの粘膜を強化し、外から細菌やウイルスが侵入するのを防ぎます。

ビタミンAを多く含む食材には、にんじん、モロヘイヤ、かぼちゃ、ほうれん草、春菊などがあります。

ビタミンB群も代謝を促進させるはたらきがあり、特にビタミンB_6は、免疫機能を正常に維持するために欠かせない成分です。

また、ビタミンB_1も炭水化物（糖質）の代謝を助けてエネルギーを作り出し、免疫細胞の維持や活性化に役立つといわれています。

ビタミンB_6を多く含む食材は鶏肉やさつまいもなど、B_1は豚肉、納豆、牛乳などになります。

美白や美肌などに効く栄養素というイメージが強いビタミンCですが、免疫機能のサポート役としても活躍します。

もともと**ビタミンCは好中球やリンパ球にたくさん貯えられていますが、風邪などの感染症にかかると病原体との戦いで一気に減少**します。

体が弱っているときは特に、食事などでビタミンCをしっかり補給してあげる必要があるのです。

また、免疫細胞は、病原体を攻撃するために活性酸素を放出します。

このとき、相手だけでなく自分の細胞も活性酸素によってダメージを受けやすくなりますが、ビタミンCの抗酸化作用がそれを助けることで免疫機能を維持することができます。

抗酸化作用のあるビタミンEも、活性酸素を抑えて免疫力の低下を防ぐとともに、免疫細胞を直接活性化させるはたらきがあるといわれています。

ビタミンCは、ピーマン、ブロッコリー、カリフラワー、ゴーヤ、さらに果物、ビタミンEはナッツ類、モロヘイヤ、アボカドなどから多くとることができます。

さらに、免疫力アップに必要不可欠なのが、ミネラルです。

人間の体に必要なミネラルには、カルシウムやマグネシウム、ナトリウム、カリウム、亜鉛、リン、鉄、マンガン、銅、ヨウ素、クロム、セレンなどがあり、それぞれが体内で異なるはたらきをしています。

なかでも、自然免疫と獲得免疫の両方にかかわり、免疫機能を助けるミネラルとして知られるのが、亜鉛です。

亜鉛はもともと新陳代謝やエネルギー代謝を促進するミネラルですが、免疫システムにおいても免疫細胞を活性化させる効果があるといわれています。

また、近年の研究では亜鉛が欠乏することによって免疫機能が低下し、炎症性サイトカインや感染性疾患を悪化させることが報告されて注目を集めています。
亜鉛を多く含む食材は、豚や鶏、牛のレバー、牡蠣《かき》などになります。

鉄や銅も、免疫機能に影響を与える大切なミネラルです。

鉄分が不足すると、運搬役の血液中のヘモグロビンの量が減少して体の隅々へ酸素や栄養が届きにくくなり、免疫細胞もエネルギー不足になります。

また、**銅が不足すると、マクロファージやT細胞などの活性が弱まり、病原体を撃退する能力が低下する**といわれています。

鉄分を多く含む食材は、豚や鶏、牛のレバー、パセリ、あおのり、しじみ、納豆など、銅は、鉄と同じくレバー、それからタコ、牡蠣、アーモンドなどに多く含まれています。

このように、免疫にはさまざまな栄養素がかかわります。健康的な食事の基本ですが、バランスよく多様な食材を食べることが大切なのです。

「免疫暴走」を止めるための栄養素は？

サイトカインストーム（免疫の暴走）を抑える栄養素も紹介しておきましょう。

●ビタミンC

ビタミンCには、マクロファージやNK細胞などの免疫細胞の作用を高めるはたらきがあります。また、**ビタミンCには免疫反応が過剰になりすぎないように、炎症を抑える物質を活性化させるはたらきがある**ことでも知られており、サイトカインストーム発生時の治療法としても効果が期待されています。

●ビタミンD

ビタミンDは、炎症を促すサイトカインの量を調節することで過剰な免疫反応を抑え、免疫反応が正常に機能するようにコントロールします。

ビタミンDとサイトカインストームの関連性については、先ほど述べたように、世界各国でさまざまな研究や検証が行われています。

●亜鉛

亜鉛は、活性酸素から免疫細胞を守る抗酸化作用や、抗炎症作用も兼ね備えており、サイトカインストームを抑制する効果も期待できます。**亜鉛を積極的に摂取することによって炎症性サイトカインの過剰な免疫反応を抑制するという報告**もあり、逆に亜鉛欠乏症になると炎症性サイトカインを増加させる原因になるといわれています。

●オメガ3

オメガ3とは、青魚に豊富に含まれるエイコサペンタエン酸（EPA）やドコサヘキサエン酸（DHA）などの必須脂肪酸のことで、体内で炎症反応を抑える物質に変換される特徴があり、過剰な炎症反応を抑制する効果が期待されています。

代表的な食材は魚ですが、「亜麻仁油」「えごま油」などからも摂取できます。

やっぱり食べすぎは「ダメ免活」です！

近年、食生活やライフスタイルの変化にともない、日本の肥満人口はますます増加しているといわれています。一方で、「ぽっちゃり系」などという言葉も登場し、太っていることは個性のひとつとして社会的に認知されてきた風潮もあります。

しかし、免疫力を高めたいなら肥満は大敵です。

肥満は、単に体重が重いだけでなく、体脂肪が過剰に蓄積している状態です。

これは、消費エネルギーと摂取エネルギーのバランスが崩れることによって引き起こされる、いわば代謝異常。食べたカロリーよりも使ったエネルギーが少ないと、その分、体脂肪として蓄積されます。

肥満の基準となるのは「ＢＭＩ（Body Mass Index）」という体格指数で、体重（kg）

を身長（m）の2乗で割って算出されます。

【BMIの算出方法】
BMI＝体重（kg）÷ 身長（m）÷身長（m）

日本人の場合、BMIの数値が18・5以上25未満であれば「普通」、18・5未満なら「痩せすぎ」、25以上は「肥満」、35を超える場合は「高度肥満」と判定されます。

もし**BMIが25以上で、体に不調を感じていたら要注意**です。

それは、ただ「太っている」だけではなく、「肥満症」である可能性があります。**肥満症は立派な病気。**早急に医師に相談する必要があります。

肥満症と混同されやすいのが、「メタボリックシンドローム（以下、メタボ）」です。別名「内臓脂肪症候群」と呼ばれるように、内臓脂肪が過剰に蓄積されている病態のことをいいます。

おなかまわりだけポッコリ出ている……という人、見たことありませんか。このような体型は、典型的なメタボ体型です。

メタボの基準は、腹囲（ウエストまわりの長さ）やCTスキャンによる面積で測定されます。男性85㎝以上、女性90㎝以上の腹囲があり、かつ高血圧、高血糖、脂質異常のうち2つ以上の症状が当てはまる場合は「メタボ」と診断されます。

肥満症やメタボが恐ろしいのは、肥満が悪化すると免疫力が正常に機能しなくなることです。肥満になると脂肪細胞が肥大化します。この**肥大化した脂肪細胞から炎症を引き起こすサイトカインが大量に放出され、全身に慢性炎症を引き起こして免疫力が低下**します。

新型コロナウイルス感染症では、肥満の人の場合、重症化のリスクが3倍以上に高くなるといわれています。コロナに限ったことではありません。肥満によって免疫力が低下すると、アレルギー疾患を発症したり、心筋梗塞《こうそく》や脳梗塞を発症したりなど、さまざまな健康被害を引き起こす原因になります。

「免活晩酌」のすすめ

「酒は百薬の長」ということわざがあるように、人間は昔から健康維持のためにお酒を上手に活用してきた歴史があります。適度なアルコール摂取は健康によい効果をもたらすという研究結果も、国内外でたくさん発表されています。

最近の研究では、**日本酒に多く含まれているアミノ酸が、新型コロナウイルスの増殖を阻害するという結果**も出ており、注目を集めています。

アルコールを適度に摂取すると血行がよくなり、胃腸のはたらきを活発にするとともに消化酵素の分泌を促す作用が期待できることから、欧米などでは食前酒という習慣もあります。

赤ワインが、抗酸化物質であるポリフェノールをたくさん含んでいて健康によいことは、よく知られていることです。

ただし、あくまでも「適度な量」を守ることが大前提。

お酒は飲み方次第で、薬にも毒にもなります。アルコールの過剰摂取は、確実に体にダメージを与えるからです。

たとえば、お酒を飲みすぎると腸の壁を直接傷め、炎症を引き起こす原因になります。**腸のバリア機能が低下すると消化や吸収がうまくできなくなり、悪玉菌が増殖して腸内環境が悪化**します。

また、適量のお酒は心身をリラックスさせてくれますが、飲みすぎると交感神経を強く刺激して、睡眠の質を下げることにもつながります。

腸内環境が悪化したり、睡眠の質が悪くなったりすれば、免疫力も低下します。

健康に悪影響を及ぼさない適度なアルコール量は、1日に20〜25gと考えられています。

前述しましたが、ビールならロング缶1本（500㎖）、チューハイならショート缶

1本（350㎖）、日本酒1合（180㎖）、焼酎1杯（100㎖）、ワイン2杯（120㎖）、ウイスキー2杯（60㎖）ぐらいが目安です。

お酒は飲む量だけでなく、飲み方を工夫することも重要です。

まず大事なのが、お酒を飲むときには、同じ量の水を飲むようにすることです。外食時にお酒をオーダーすると、コップに入った水（チェーサー）がついてきたりしますよね。同じように**自宅でお酒を飲むときも水を用意して、1杯目のお酒を飲んだら2杯目の前に水を1杯飲む……という習慣**をつけましょう。

アルコールは肝臓で分解されますが、その分解のプロセスで水分を多く消費するため、お酒を飲みすぎると脱水症状になります。そして、脱水症状が続くと血管が収縮して血流が悪くなり、体のあちこちに悪影響を及ぼして、頭痛や倦怠《けんたい》感、疲労感、下痢などの、いわゆる二日酔いの状態を引き起こしてしまいます。

適量ならば二日酔いになることはないと思われますが、脱水症状を防ぐためにも、日頃からお酒を飲むときは水分を補給して免疫力を下げない工夫を心がけるといいでしょう。お酒を飲む時間も大切です。寝るときにアルコールが体に残っていると、睡眠の質が低下します。

できるだけお酒を飲むのは、寝る3〜4時間前までとしましょう。

「日本酒は好きだけどカロリーが気になって避けてしまう……」

「ビールは糖質が気になるんだよなあ……」

こんなふうに、お酒を飲むときにカロリーが気になるという人もいるのではないでしょうか。当たり前の話ですが、摂取カロリーは飲んだお酒に含まれるアルコールの量に比例します。飲みすぎれば1日の摂取量をオーバーしてしまいますが、適量飲む分には問題ありません。

また、**つまみには塩辛いものや揚げ物などの脂っこいものをできるだけ控え、チーズなどの乳製品やナッツ、ドライフルーツなど**を選ぶようにするのもおすすめです。

お酒と上手に付き合いながら、健康のために免活晩酌を楽しみましょう。

「朝食抜き」は絶対にやってはいけない「ダメ免活」です！

忙しい現代人にとって朝のお出かけ前の時間は、なにかと慌ただしいものです。朝食をとらなかったり、飲み物だけで簡単にすませたりする人も少なくありません。

厚生労働省の令和元年「国民健康・栄養調査」によると、**日本人の朝食をとらない人の割合は男性14・3%、女性10・2%**。なかでも男性が20代27・9%、30代27・1%、40代28・5%、女性が20代18・1%、30代22・4%、40代17・1%と、はたらき盛りの世代に朝食を抜く傾向が強いことがわかります。

また、男女とも「まったく何も食べない」と答えたのは、20代が最も多いという結果でした。

時間がなくて朝食をとる余裕がない……。

朝食いらないからギリギリまで寝ていたい……。

おなかがすいていないからコーヒーだけでいい……。

ダイエット中だから朝食抜きでいい……。


それぞれに理由があるのはわかりますが、朝食をとるのは胃袋を満たすためだけではありません。

実は、朝食には、免疫にとってとても重要な役割があるのです。


ここ数年話題になっている新しい学問分野に「時間栄養学」というものがあります。

時間栄養学は、食品成分による体内時計への影響や、栄養効果の時刻による変化などを研究したもので、これによると食事は睡眠と同様に体内時計と深く関連していて、**朝食をとった時間を1日の活動のはじまりと認識**して時計の針が進むといいます。

1日の生活リズムをつくる体内時計は、朝日を浴びて目から入る光の刺激でリセットされますが、それだけでは十分ではありません。

自律神経を「お休みモード」から「活動モード」に切り替えるスイッチの役割を担っているのが、朝食です。

朝食をとることによって必用な栄養が全身に行きわたり、交感神経が活発にはたらきはじめます。

脳のエネルギーは主にブドウ糖ですが、ブドウ糖は一度にたくさん貯蔵しておくことができないため、朝起きたときの脳はエネルギー不足の状態です。

そのため、しっかり朝食をとらないと脳の活動に必要なエネルギーや栄養素を補充することができず、集中力や記憶力を十分に発揮することができません。

朝食を抜くとやる気が低下し、学習や運動能力のパフォーマンスが衰えるということは研究によっても明らかにされています。

また、朝食は免疫細胞が集まる腸内細菌にエサを与える時間でもあります。

腸内細菌の約10～20％は1日のうちに増えたり減ったりしていますが、このリズムを整えているのも体内時計です。

朝食を抜いて体内時計が乱れると、腸内環境のリズムにも狂いが生じ、免疫力に悪影響を及ぼします。

これに対して、朝食をとると腸のぜん動運動が活発になり、自然と排便が促されて、免疫力と密接な関係性がある腸内環境も整います。

朝食をとると代謝が高まりエネルギーを消費するので、痩せやすくなる効果も期待できます。1日に食べる量が同じ場合、朝食抜きの2食よりも、朝食を含めて3食のほうが太りにくいという調査報告もあります。

食事の回数を減らしても食べる量が同じなら太らなさそうですが、栄養は食事間隔が長くなるとより吸収されやすくなるため、食事回数の少ないほうが太りやすくなるのです。

朝食を抜くとおなかがすいて、昼食を「ドカ食い」してしまう……ということもありえます。

ダイエット目的で朝食をとらないのは、むしろ逆効果なのです。

朝食をとらない人は、昼食後に血糖値の上昇を招いて糖尿病のリスクが高くなることも近年の研究でわかっています。

それなら1日2食にして摂取カロリーを減らそうと考える人もいるかもしれませんが、免疫力の低下につながるのでおすすめしません。食事の量を減らして体が必要とする栄養が不足しがちになると、感染症にもかかりやすくなるので注意が必要です。

どうしても摂取カロリーを減らしたいという人は、夕食の量を減らしましょう。夜は副交感神経が高まってお休みモードに切り替わるのでたくさんのエネルギーを必要としません。

朝食はとるけれど、だいたい食パンなど簡単なものですませる……という人もいますが、これもやはり十分な栄養をとれているとはいえません。

理想としては主食・主菜・副菜を用意したいところですが、難しい場合は炭水化物だけでなく、免疫力を整えるたんぱく質も一緒にとるようにすること。

たんぱく質は体内でつくることも貯蔵することもできないので、朝食できちんと補給しておくようにしましょう。

間食禁止ではなく「免活おやつ」で「イイ調子」に！

免疫を上げるためには規則正しい食生活が大切ですが、朝・昼・夕の食事時間以外で、どうしてもおなかがすいてしまうときがあると思います。

そんなときは、我慢しないで「免活おやつ」を取り入れてみましょう。

おやつというと「太る」とか、「我慢しなきゃ」とか、なんとなく罪悪感を抱く人もいるかもしれませんが、**間食はエネルギーや栄養を効果的に補給するという意味では決して悪いことではありません。**

食事は回数を分けて食べるほうが、かえって食べすぎや肥満を防ぐ効果があります。

1回の食事でたくさんの糖分を摂取してしまうと、食後に急激な血糖値の上昇を引き起こします。すると、その血糖値を下げるためにインスリンが過剰に分泌されます。食後に急激な眠気や倦怠感に襲われたことはありませんか。これは、インスリンの過剰分泌の反動で起きた低血糖状態によるものです。

毎食後に血糖値の変動が大きくなると血管に負担がかかり、糖尿病や動脈硬化につながる可能性もあります。

朝・昼・夕のほかに間食をとるようにすると空腹の時間が減るため、血糖値の上昇や下降をゆるやかにして、病気のリスクを減らすことにもなります。

免活おやつを取り入れることによるメリットは、次の7つのです。

①食欲を制御できる

間食によって常に小腹を満たしておくと、空腹によるドカ食いや、食べたいという欲求を抑えられる。

②肥満を防ぐ

食事の回数を増やすことで、1回の食事量を減らして摂取カロリーを抑えられる。

③不足する栄養素を補う

朝・昼・夕の3回の食事でとれなかった栄養を免活おやつで補うようにすると、食生活のバランスと質が向上する。

④食後の血糖値の上昇を抑える

空腹の時間を減らすことで血糖値の急上昇が防げる。

⑤食後のパフォーマンスが向上する

血糖値の上昇や下降がゆるやかになることで、食後の眠気や倦怠感を抑えることができ、集中量が高まり日中のパフォーマンスが向上する。

⑥太りにくい体質をつくる

食事の回数が増えると、食べ物を分解することで得られる代謝がアップする。

⑦腸内環境や免疫力が上がる

こまめに腸が動くことで自律神経が整いやすくなり、腸内環境が改善されて免疫力も上がる。

免活おやつは、**1日に200kcal程度を目安に食べるのが効果的**です。空腹を解消するためにはある程度の糖質が含まれたものをとるほうがいいのですが、血糖値の急上昇やインスリンの過剰な分泌を招くおそれがあります。

おやつというとケーキなどの洋菓子を思い浮かべるかもしれませんが、洋菓子には砂糖が大量に使われていたり、添加物が入っていたりして腸内環境を悪化させることになりかねません。免活おやつとしては避けたほうが無難です。

食物繊維が豊富なものであれば、血糖値の急上昇やインスリンの過剰な分泌を招きにくくなります。

おすすめは、栄養価が高くて種類も豊富なドライフルーツ。

ドライフルーツは、果物そのものが持つ風味や栄養素が凝縮されており、砂糖が使われていなくても十分に甘味もあるため、甘いものが好きな人でも満足できます。

生の果物であれば後述する**バナナやリンゴ、キウイフルーツ、イチゴ。また、カカオ分が70%以上の高カカオチョコレートも、食物繊維が豊富**で血糖値が急上昇しにくい食材だといえるでしょう。

栄養価の高さと栄養価からスーパーフードともいわれている、ナッツ類も免活おやつにおすすめです。

ただし、どの食材もくれぐれも食べすぎないように気をつけてください。

間食はいつするのがベスト？

おやつは、空腹を感じて血糖値が下がる前に食べるのがポイントです。

昔から「おやつ」というと午前10時と午後3時に食べるイメージがありますが、実際にこの時間が間食には最適といわれています。

午前10時のおやつは、エナジーチャージ。これから夕方にかけて活動するために、エネルギー源となるようなものを食べるといいでしょう。

午後3時は1日のなかで最も脂肪がたまりにくい時間帯です。

その日の食事の栄養バランスを考えて、足りない栄養素を補給するようなおやつを選びましょう。

「ベジファースト」は、本当に意味がある？

三大栄養素である、たんぱく質、糖質、脂質だけをとっていても、免疫力を高める食事になりません。免疫を元気にする栄養素が足りないだけでなく、三大栄養素の代謝や吸収にはビタミンやミネラルが必要不可欠だからです。

しかも、ビタミンやミネラルは体の中でつくることはできないので、ビタミンやミネラルを豊富に含む野菜を毎日の食事でしっかりとらないと体に必要な栄養をうまく取り入れることができなくなってしまいます。

厚生労働省が推奨している野菜の摂取量は、1日350g以上。このうち120g以上は、色が濃い緑黄色野菜をとることを推奨しています。どれくらいの量かというと、緑黄色野菜は手をグーに握ったときの拳1個分くらい、それ以外の野菜はパーに開いたときの手のひら一杯くらいが目安になります。

つまり、毎日これくらいの野菜を食べないといけないというわけです。

どんな栄養素をとるかだけでなく、どの順番で食べるかによっても、体に与える影響が変わってくるといわれています。

食事の順番でよく聞くのが、「ベジファースト」。先に野菜から食べましょうという考え方で、ここ数年ダイエット方法としても注目されているので、耳にしたことがある人も多いのではないでしょうか。

野菜から食べるといい理由は、大きく2つあります。

1つは、**食後の血糖値の急激な上昇を防ぐ**ためです。

ご飯やパン、麺類など糖質の多い食品を先に食べると、血糖値が一気に上がります。このとき、食物繊維を豊富に含む野菜を先に食べておくと、血糖値の上昇をゆるやかにする効果があるといわれています。

これは、野菜に含まれている**食物繊維のなかでも、特に水溶性食物繊維には粘性があるので、胃腸内をゆっくりと移動しながらブドウ糖の消化や吸収のスピードを遅らせるはたらきがある**からです。

野菜を先に食べるもうひとつのメリットは、食べすぎを防ぐ効果です。野菜を最初に食べると空腹感が満たされて、全体の食事量を抑えることができます。

また、食物繊維が多い野菜はよく噛《か》まないと飲み込めないものも多く、自然と噛む回数が増えて満腹中枢が刺激され、たくさん食べなくても満足感が得られるようになります。

さらに、食物繊維には大腸で腸内細菌の環境を整える作用があります。それとともに、**腸にいる免疫細胞を活性化する効果も期待できます。**

具体的には、**サラダやおひたしといった野菜の付け合わせから食べはじめ、次に肉や魚などのたんぱく質、最後にご飯やパン、麺類など糖質の多い炭水化物を食べるの**

が、ベジファーストの順番です。

野菜はサラダだけでなく、煮たりゆでたり炒めたり、どんな調理法でも構いません。きのこ類や海藻類、納豆、おみそ汁、野菜の入ったスープなども食物繊維が豊富なので、先に食べるのがおすすめです。

ただし、気をつけなければいけないのは、いも類やかぼちゃ、トウモロコシなど糖質が高めの野菜。**ポテトサラダやかぼちゃのサラダ、コーンサラダなどは、一番先に食べるとかえって血糖値の上昇を促してしまうので、炭水化物と同じように後から食べるようにしましょう。**

また、市販の野菜ジュースにも要注意。野菜ジュースというと健康によいイメージがあるかもしれませんが、市販の野菜ジュースは風味や飲みやすさをよくするために加糖されているものがあり、食物繊維もほとんど入ってないものが多いです。

野菜ジュースを飲みたいときは、**糖質の低い野菜を選んで手作りジュース**をつくりましょう。

家で食べるときはもちろん、外食の際もできるだけ丼やラーメンのような単品は避け、野菜をつけたり、定食のようなメニューを選んだりするといいでしょう。

夏場は「ダメ免活メシ」に要注意

免疫システムが、体温と深いかかわりを持つことをご存じでしょうか。

免疫細胞には、温度が高くなるほど活発化するという性質があります。風邪をひくと熱が出るのも、この免疫システムがはたらいている証拠。体温を上昇させることで免疫細胞を活性化させて、病原菌と戦っているのです。

マクロファージと体温の関係を調査した研究でも、約37℃の平熱時よりも約38℃の発熱時のほうが、マクロファージがウイルスなどの異物を死滅させる効果が上昇するという結果が報告されています。

最近では、日常的に体温が36℃以下の「低体温」という人や、冷え性に悩む人が増加しています。**体温の低い人は感染症などにかかりやすい傾向があります。**

通常、免疫細胞は血液の流れにのって体内を循環し、あちこちパトロールしながら異物が侵入していないか確認しています。ところが、**体温が低下すると血流が滞り、免疫細胞の循環を妨げるよう**になります。

そのままの状態が続くと体調を崩しやすくなります。

免疫力を上げて病気を防ぐためにも日頃から体温を意識して、体を温める食生活を心がけることが大切です。

まず、**体内温度を上げるために欠かせない栄養素が、たんぱく質**です。

食事をすると体内に吸収された栄養素は分解されて、エネルギーの一部が体熱となって消費されます。食後に体がポカポカするのは、この作用によるものです。

これを食事誘発性熱産生といいますが、たんぱく質はほかの栄養素よりも特に発熱に使われるエネルギー量が多いため、**たんぱく質をたくさん含む食品を摂取することで食事誘発性熱産生が増加し、食事後に体を温める効果が期待できます。**

ただし、たんぱく質を多くとろうとするとカロリー過多になりやすいので、食事全体のエネルギー摂取量はそのままに、たんぱく質の割合を増やすのがポイントです。

また、しょうがや長ねぎなど体を温める作用のある食品を取り入れることも、簡単で効果的な方法です。

たとえば、生のしょうがには強い殺菌効果を持つジンゲロールという成分が含まれており、熱を加えることでショウガオールという成分に変化します。このショウガオールには血行を促し体の中から温めてくれる作用があります。

長ねぎは民間療法では風邪の特効薬ともいわれており、長ねぎに含まれる「アリシン」という成分には、血液の流れをよくして体を温めるほか、疲労回復にも効果が期待できます。

ごぼうや玉ねぎなどの根野菜も体を温める食品です。長ねぎもそうですが、冬が旬の根野菜は夏野菜よりも水分が少なく、体を冷やしにくい栄養素が入っています。

もっと手軽に体を温めるには、温かい飲み物を飲むことです。

特に白湯は余分な成分が含まれておらず、体に負担をかけずに体内温度を高めてくれます。日頃からこまめに飲むようにすると血流もよくなるので、免疫機能にもよい影響を与えます。体温が下がっている起床時も白湯を飲んで体を温めると、気持ちよく1日をスタートできるでしょう。

一方、体を冷やす食品もあるので気をつけることです。

夏場に冷たい飲み物をがぶ飲みしたり、体を冷やす食品を好んで食べたりする人がいますが、エアコンなどの空調が効いた環境で生活している現代人は、体を冷やす食べ物をとりすぎると知らないうちに体を冷やして免疫力を低下させてしまう可能性があります。

たとえば、**トマトやきゅうりなどの夏野菜は水分を豊富に含み、体温を下げる作用があります。**免疫力アップのためには旬の野菜が一番!などと、夏に夏野菜を食べすぎるのは「ダメ免活メシ」。

体を温めて免疫を上げるには、夏野菜もできるだけ生で食べるのではなく、加熱してから食べるようにしましょう。

「2菌+2繊維」で「免疫基地」を補強する

免活ごはんでは、腸内環境を整えることも重要なポイントです。第2章でも述べたように、腸内環境をよくするには、「いかに悪玉菌の増加を防いで、善玉菌を増やすか」。そのための食事は、いたってシンプル。

悪玉菌を増やす食べ物をできるだけ避けて、善玉菌を増やす食べ物を積極的に食べるようにすればよいのです。

腸内の善玉菌を増やす方法のひとつが、善玉菌のエサとなる「食物繊維」をたくさ

んとることです。食物繊維を積極的に食事に取り入れると、腸内の善玉菌たちに栄養を与えてその数を増やし、活性化を促すことにつながります。

特に日本人は食物繊維が不足しているといわれており、意識してとることが大切です。

食物繊維には、水に溶けやすい「水溶性食物繊維」と、水に溶けない「不溶性食物繊維」があり、**善玉菌のエサとなりやすいのは水溶性食物繊維**です。**昆布やわかめなどの海藻類、果物、大麦などのほか、納豆やめかぶ、山芋、モロヘイヤなどのネバネバ食品**にも多く含まれています。

一方、**切り干し大根やしいたけなどのきのこ類、大豆などの豆類に多く含まれる不溶性食物繊維は、便秘に悩む人の強い味方**です。腸のなかで水分を含んでゲル状になり、便をやわらかくして排便を促すはたらきをします。

便がたまっていると、善玉菌の活動が鈍るため、水溶性食物繊維も不溶性食物繊維も腸内環境を整えるために必要不可欠な栄養素なので、両方を1種類ずつ、毎日とるのが理想的です。

また、砂糖やはちみつよりも低カロリーでヘルシーな甘味料として最近話題のオリゴ糖も、腸内細菌が好む栄養素です。

オリゴ糖は人の体では消化・吸収されにくいという性質があるので、そのまま腸まで運ばれて善玉菌のエサとなります。

オリゴ糖は、シロップや粉末タイプのものなど、いろいろなものが出ていますので、探してみて砂糖の代わりに使ってみてはいかがでしょうか。

また、**大豆やごぼう、玉ねぎ、ブロッコリー、アボカド、バナナなどの食材にも含まれています。**

オリゴ糖は特にビフィズス菌と相性がよいので、ビフィズス菌入りのヨーグルトと組み合わせてサラダやデザートにするのもおすすめです。

悪玉菌の増殖を防いで腸内バランスを整えるためには、善玉菌にエサを与えるだけでなく、善玉菌そのものを食べ物から摂取する方法も有効です。**善玉菌そのものとして代表的なのが、ヨーグルトやみそ、納豆、チーズ、漬物、キムチなどの発酵食品**です。

「おなかの調子が悪いときはヨーグルトを食べるとよい」といわれるのは、ヨーグルトのなかに乳酸菌やビフィズス菌などの善玉菌が含まれているからです。

ヨーグルト以外にも、みそには麹菌、納豆には納豆菌、チーズや漬物には乳酸菌……というように、それぞれに独自の善玉菌がすんでおり、これらの食品を食べることによって生きた善玉菌が腸まで届き、腸内の善玉菌の数を増やすことができます。

ただし、**食品から摂取した善玉菌は腸に定着しづらいという弱点があるため、毎日の食事で継続して補うことが必要**です。

腸活の基本は、「2菌＋2繊維」。

水溶性と不溶性の食物繊維をそれぞれ1種類ずつ選び、さらに2種類の善玉菌を食事に取り入れて、理想的な腸内環境を維持しましょう。

2菌をとるには、サプリメントや機能性表示食品などを活用するのもいいかもしれません。善玉菌のエサとなるのは「プレバイオティクス」、善玉菌そのものは「プロバイオティクス」と呼ばれ、食品メーカーや製薬会社などから、さまざまな商品が開発されています。ただし、きちんとエビデンスが出ているものを選び、効果やメカニズムを理解し、納得してから取り入れることをおすすめします。

ストレス社会に欠かせない食習慣「Wバナナ」

免活ごはんが大事なことは頭ではわかっていても、忙しい現代人はついつい食事をおろそかにしがち。

朝食はコーヒーとパンだけ……。
仕事が片付かないので昼食抜き……。
残業で遅くなったから夜はコンビニ食で簡単にすませてしまおう……。

こんな生活を続けていたら、免疫力が低下するのは当たり前です。そんな忙しすぎる人におすすめの食材が、「バナナ」です。

皮をむいただけで生のまま食べられるバナナは、手軽に食べられる果物の代表格ですが、免疫力を強化する食材としても非常に優秀です。

成人男女20名を対象に、2週間1日2本のバナナを食べるチームと食べないチームに分け、心身の状態や腸内環境、免疫力、自律神経のバランスなどを調査した研究では、次のような効果が得られました。

・自律神経が活発になり、ぐっすり眠れてスッキリ起きられるように。日中のパフォーマンスも向上。

・便秘が改善しておなかがすっきり。腸内環境が改善した。
・気持ちが穏やかになり幸せホルモンが増える。
・ストレスが軽減しイライラ気分が解消されて心身がリラックス。

また、いろいろな研究を検証してみた結果、**1日に食べるバナナの量は1日2本がベスト**という結論に至りました。もちろん、2本を一度に食べるのではなく、1日のなかで数回に分けて食べても構いません。

毎日バナナを2本食べるだけでいいなら、誰でも簡単にできそうですよね。

バナナには、善玉菌のエサとなる食物繊維やオリゴ糖などの栄養素が豊富に含まれており、食べ続けると免疫細胞である顆粒球やマクロファージ、リンパ球の数が増えることが報告されています。

しかも、**バナナに含まれるレジスタントスターチは、水溶性食物繊維と不溶性食物繊維のはたらきを兼ね備えているハイパー食物繊維**。一粒で二度おいしい優等生なのです。免疫力の維持に欠かせない抗酸化ビタミンも含まれており、まさに、免疫力を上げるにはピッタリの食材といえます。

レジスタントスターチは熟成具合で含有量が変わってくるといわれています。

熟れたものではなく、**茎に緑色が残っている熟成しきっていないバナナのほうがレジスタントスターチは多く含まれるので、特に腸の調子が悪いという人は、積極的に食べてみてください。**

1日2本のバナナを食べる「Wバナナ」を続けるうえで、気をつけてほしいのは、「毎日バナナを2本食べなければ」と考えすぎないことです。

食べるのを忘れてしまったり、少ししか食べられなかったりしても、「明日やればいいや」というポジティブな気持ちで続けましょう。

1日、2日食べなかったからといって、体が激変することはありません。

最初から2本食べるのは抵抗があるという人は、少量からはじめて少しずつ増やしてみてください。

そして大事なことですが、「Wバナナ」をはじめて少しでも不調を感じたら、無理に続けようとはしないでください。特に持病がある人は、一度かかりつけの医師に相談してみることをおすすめします。

「免活ごはん」を実現するための8つの心得

これまで、いろいろな免疫に役立ついろいろな栄養素や食べ方を述べてきました。多くの栄養素、食材が出てきました。

なかには、こんなに全部食べられない、結局何を食べればいいのかわからないという方もいらっしゃるかもしれません。

やはりどうしても、食事術の王道、バランスのよい食事を適量（腹8分目）食べるというのが一番になってしまいます。

ただし、そこにばかり神経質になりすぎて、メニューを考えるのがストレスになってしまっては、意味がありません。

それにやはり個人差があるので、いくら他人がいいといっても、それが合わないということはあるのです。

これまで登場してきた肉類や野菜、どれでもいいので、少し意識して食べてみて体調がよくなったら、続けてみるというぐらいでよいのではないかと思います。

とはいえ、何かしらの方針があったほうが取り組みやすいと思いますので、最後に、ひとつ免活ごはんの指針となる心得をいくつか紹介して、この章を終わります。

・具だくさんのみそ汁を飲む

根野菜でもほうれん草などの葉野菜、豆腐にワカメ、なんでも構わないので、1日1杯みそ汁を、そしてできればそのなかに具をたくさん入れて飲むように心がけてみてください。

・発酵食品プラス1

みそ汁を飲んで2菌のうちの1つはクリアです。

あとはもう1つヨーグルト、納豆、キムチ、漬け物（浅漬けなど発酵していないものもある）、チーズどれでもいいので食べるようにしてみてください。

・肉や魚、卵を忘れずに！

鶏肉や豚肉、レバーに青魚に鮭、卵といったものはたんぱく質やミネラルなど免疫に役立つ栄養素が豊富です。

・プラス1きのこ

サラダやみそ汁、カレーなどに、しめじやまいたけ、しいたけといったキノコ類を入れてみるということに挑戦してみてください。

・間食を効果的に使う

バナナやキウイフルーツといった生の果物、ドライフルーツ、ナッツ、高カカオチョコレートなどを間食で適量食べて、栄養補給などに役立ててみてください。

・ベジファースト

食事は野菜からを意識しましょう。

・朝食抜きは絶対にダメ！

朝食はとても大切です。

しっかりとってほしいのですが、忙しければ、バナナなどのさっと食べられる果物だけでも、みそ汁だけでも構いません。

できれば同じ時間に少しでも食べるようにしてください。

・サプリメントなども活用する

食事で栄養補給を心がけたうえで、サプリメントなども上手に活用していくのがよいでしょう。

最近は、免疫ケアをうたった機能性表示食品も販売されていますし、この章で紹介した栄養素が入っているものをとるのもよいでしょう。

ただし、サプリメントは薬ではないので、即効性はあまり期待できません。なんだか試してみたけど効果がないからやめる、ではムダになってしまいます。

大切なのは継続です。

3カ月とか半年とか試してみて、「なんだか最近調子がいいな」と思えるようなものを続けていくというのがよいでしょう。

決して、これを必ず守りなさいというわけではありませんし、これだけ守っていれば大丈夫というわけではありません。

食事をするとき、料理をするときにふと思い出していただけると幸いです。

第5章

「免活トレーニング」のすすめ

運動と免疫の意外な関係

新型コロナウイルス感染症対策としてとられた外出自粛やスポーツクラブの一時閉鎖、スポーツサークルの活動休止などで、すっかり運動不足になったという方も多いかもしれません。

「コロナ太り」という言葉が生まれたように、体を動かす機会が減ったことでおなかまわりの脂肪が気になりはじめた人もいるでしょう。

運動不足は体力が低下するだけでなく、肥満や生活習慣病の原因につながります。そして、なにより免疫力を低下させることになります。

体を動かさないことは健康によくありません。

それを証明するようなデータが、オーストラリア・シドニーの研究チームから公表されました。

1日に座っている時間が4時間未満の人に比べ、8〜11時間の人の死亡リスクは15%高く、11時間以上だと40%高くなるということです。

新型コロナウイルス感染症がきっかけとなって一般的になってきたリモートワークですが、1日中デスクに座りっぱなしという方も多いのではないでしょうか。移動時間がなくなったのは快適かもしれませんが、体を動かさない時間が長くなると死亡リスクが高まることになります。


京都府立医科大学などの研究グループが、6万人を超える日本人を平均7・7年間追跡したデータからも、そのリスクは明らかです。

生活習慣病のない人でも、日中の座位時間が2時間増えるごとに、死亡率が13%上昇。生活習慣病がある人は、さらに上昇します。脂質異常症のある人では18%、高血圧のある人では20%、Ⅱ型糖尿病のある人では27%、それぞれ死亡率は増加。これら3つすべて保有している人では、死亡率が42%も高くなりました。

死亡リスクが高くなるのは、筋肉を動かさないことによって血流が低下し、慢性炎症を引き起こすことが疾患につながっているのではないかと考えられています。

逆に、体を使って運動すると免疫力が上がり、さまざまな健康効果を得られることもわかってきています。

新型コロナウイルス感染症においても、運動する習慣が感染と重症化のリスクを低下させ、ワクチンの効果を高められることが、英国のグラスゴー・カレドニアン大学やベルギーのゲント大学の研究で明らかになりました。

ウォーキングやサイクリングなどの運動を、「週に150分以上」継続的に行っている人は、感染リスクが31%低く、感染による死亡のリスクも37%低かったと報告されています。

また、ワクチンによる予防効果も40%高まることも示されました。

運動によって免疫力が上がる主な理由は４つです。

①血流が改善する

体を動かすことによって血行がよくなると、体の隅々まで酸素や栄養素が届けられるようになります。また、筋肉を動かすことで体温が高くなり、免疫細胞が活性化されることになります。

②腸内環境が改善する

運動によって腸の動きが活発になると善玉菌が増え、腸内細菌の多様性も増大します。善玉菌である乳酸菌が増えると腸内環境が酸性になるため、悪玉菌が増えることはなくなります。

ある研究によると、**習慣的に運動を行っている人は運動を行っていない人と比べて、腸内細菌の多様性が高い**ことが報告されています。

③自律神経を整える

免疫細胞のリンパ球、顆粒球のバランスは、自律神経によってコントロールされています。交感神経が優位なときは顆粒球の割合が増え、副交感神経が優位なときはリンパ球が増えます。

過度なストレスで自律神経のバランスが崩れて交感神経が優位な状態が続くと、顆粒球が増えすぎることになるため、病原体が手ごわくなると太刀打ちできなくなります。自然免疫チームのエースであるＮＫ細胞も、獲得免疫チームのＴ細胞が少なくなるのですから当然です。

このストレスの解消に有効なのが運動です。みなさんは、イライラしたときに運動したらスッキリしたという経験はありませんか。それは、**運動することで交感神経と副交感神経のスイッチングがスムーズになる**からなのです。

④睡眠の質が向上する

筑波大学の研究によると、日中に活発なウォーキングを1時間行うだけで睡眠の質が高くなるという報告があります。

免疫力が高くて体が元気なら運動できます。そして、運動すると免疫力が上がってさらに元気になります。

つまり、運動を習慣にすると、いつも元気な体でいられる好循環になるのです。

免疫力を下げる「ダメ免活トレ」とは？

運動すると免疫力が上がるといって、どんな運動でもいいかというとそういうわけではありません。

運動することで免疫力を下げてしまう、「ダメ免活トレ」もあります。

それでは、**どんな運動が免疫力を下げるのかというと、マラソンやハードな筋力トレーニングなど、体がヘトヘトになってしまう運動**です。

もともと運動習慣がない人は、そこまでやることはないでしょうが、若い頃にスポーツをしていた人や運動に自信のある人だと、「運動は免疫力を上げる」と聞くと、がぜんやりすぎるところがあります。

しかし、ハードな運動は逆効果です。

アスリートは病気に負けないイメージがあると思いますが、トレーニング直後のアスリートの免疫力はかなり弱っています。

運動にともなう急性上気道感染症（風邪症候群）のリスクについて調査した結果によると、**高頻度、長時間のトレーニングを行っているランナーは、ほとんど運動してない人と同じくらいリスクが高い**ことがわかりました。

運動不足も、運動しすぎも免疫にはよくないのです。

激しい運動で免疫力が低下するのは、交感神経が刺激されて、リンパ球が激減するからです。

特に自然免疫チームのエースであるＮＫ細胞は極端に少なくなります。

さらに、キラーＴ細胞が少なくなることもわかっています。

つまり、激しい運動の後は、病原体を攻撃する強力な武器を失ってしまうことになるのです。

また、交感神経が優位になると、血管が収縮して筋肉がかたくなります。

この状態が続くと、**全身に血液を循環させる機能が低下するため、免疫細胞も循環しにくく**なります。

さらに、ストレスに対応するために分泌されるコルチゾールやカテコールアミンといったストレスホルモンも免疫力を低下させます。

ストレスに対するホルモンなので、役割としては生体の維持には、非常に重要なものなのですが、ストレスホルモンがＮＫ細胞のはたらきを抑制したり、免疫システムの情報伝達を邪魔したりすることがあります。

それでは、どんな運動なら免疫力を高めてくれるのでしょうか。

それは、適度な運動です。

免疫システムはストレスに弱いので、できるだけ疲労を残さない、筋肉痛を起こさないような運動になります。

生活習慣病予防を目的とした有酸素運動は、息切れしない状態が適度な運動とされています。逆に、息切れするような運動は、「適度」を超えているということです。

ニコニコ笑いながら会話できるレベルの運動。

免疫力を上げる運動も、それくらいのレベルになります。

「免活ウォーク」と「ダメ免活ウォーク」の決定的な違い

それでは、具体的な免活トレーニングを紹介しましょう。

まず、誰でも気軽にはじめられるトレーニングは、ウォーキングです。時間の目安を把握するために、理解してほしいのが運動強度です。

運動強度とは、運動を行うときにどれくらいの負荷が体にかかっているのか数値化したものです。

代表的な指標が、「メッツ（METs）」という単位です。

対象となる運動の強度が安静にしているときの何倍に相当するかであらわす単位で、安静にしているときが1メッツ、散歩のように普通に歩くのが3メッツになります。そして、散歩1時間の運動強度を、3×1＝3エクササイズ（メッツ・時）とあらわします。

仮に6メッツの運動強度なら、散歩1時間分の運動量を半分の時間でクリアできることになります。

厚生労働省が健康のために推奨している日常で体を動かす量は、週に23エクササイズ。1日に換算すると、約3・3エクササイズ。つまり、**1日に1時間とちょっとは歩きましょう**ということです。

健康のためには、1日約7000～8000歩が効果的です。ただ、4000歩でも歩かない人よりも死亡率が低いというデータもあるので、少しでも歩くことを心がけるとよさそうです。

みなさん、これだけ歩いていますか？　リモートワークで外出しないときは、まったく足りていないと思います。それだけ運動不足になって、免疫力も低下しているということです。

日々の運動不足を補う意味で厚生労働省が推奨している運動は、週に4エクササイズ。具体的には、**息が弾み汗をかく程度の運動（3・8メッツ）を30分間、週に2回行いましょう**と推奨しています。

それが、「免活ウォーク」の目安です。

気をつけるのは、強度です。

目標とする4エクササイズは、強度を上げると、もっと短時間でクリアできます。

たとえば、7メッツのジョギングなら約35分、10メッツのランニングなら約25分の運動を週1回でクリアします。

しかし、これは、「ダメ免活ウォーク」。

ジョギングもランニングも手軽にはじめられる運動ですが、免疫力を上げるという視点に立つと、少し刺激が強すぎます。走るとどうしても呼吸が浅く、速くなります。そのため、交感神経が優位になってしまうのです。

また、ウォーキングがいいからといって、長時間行うのもよくありません。体がヘトヘトになる運動は、強度が低くても、免疫力を低下させることになります。

免活ウォークのおすすめの時間帯は、夕食後。

寝る3時間くらい前に夕食をすませてから、30分くらいのウォーキングを行いましょう。副交感神経が優位になるだけでなく、1日のリズムをつくる睡眠の質を向上させることにもつながります。

強度に関して、もう1点付け加えると、息が弾み汗をかく程度の早歩きといっても、年齢や体重などの状態で、それぞれに感じる強度が異なるということです。

厚生労働省によると、**「らくである」または「ややきつい」と感じるくらいが適切**とされていますが、まったく同じスピードでも、らくに感じる人もいれば、つらいと感じる人もいます。

もし、歩いていてつらく感じたら無理することはありません。歩くスピードを落としたり、時間を減らしたりしましょう。無理をしてケガや痛みにつながっては意味がありません。

それを理由に体を動かせなくなると、免疫力を下げてしまうことになってしまいます。免活ウォークは、続けることが肝心なのです。

歩く姿勢によって変わる？

日本人に多いのが、歩くときに背中を丸めて、自信なさそうに歩いている人。自信うんぬんにかかわらず、スマートフォンを見ながら歩く人も大体この姿勢になっていますよね。

いろいろと議論もあるようですが、この**歩くときの姿勢が、免疫力にも影響している可能性が示唆されています。**

コロンビア大学のカーニー氏の研究チームの研究によると、背筋を伸ばした堂々とした姿勢をとる人は、自信なさそうに縮こまった姿勢でいる人よりもコルチゾールというストレスホルモンが低下していたといいます。

コルチゾールはストレスに反応して分泌されるので、それが低下したということは、免疫の大敵である、ストレスが少ないということが考えられます。

確かに、姿勢よく歩くと、なんだか自信がついて気持ちいいような気がしますよね。

顔を上げて歩くと周りが気になりストレスという場合は逆効果かもしれませんが、できるだけ姿勢を正して歩くというのは、よいことのように感じます。

「朝スクワット」が最高の「免活トレーニング」である理由

適度な運動となると、先ほど紹介したウォーキングのような有酸素運動をイメージする人が多いと思います。しかし、筋力トレーニングのような無酸素運動にも、免疫力を上げる効果があるものがあります。

それが、**太もも、ふくらはぎ、お尻などの下半身の筋肉をまとめて鍛えるスクワット**です。

なぜスクワットをおすすめするのかということを説明する前に、少し体の筋肉について説明していきます。

全身の筋肉のうち、下半身の筋肉が占める割合は60〜70%になります。そして、大きい筋肉を順に並べても、1位が太ももの前側にある筋肉（大腿《だいたい》四《し》頭筋《とうきん》）、2位がお尻の筋肉（大臀筋《だいでんきん》）になります。

この筋肉群があることで、私たちは、立ったり、座ったり、歩いたり、走ったりなどの日常動作や運動をスムーズに行えるのです。

しかし、その**筋肉量のピークは20〜30代**。以降は、筋肉量を維持する努力をしなければ少しずつ落ちてきます。

しかも、太ももやお尻などの大きな筋肉は、40歳をすぎると年間で1％も落ちるといいます。

何もしなければ、80歳になると、40歳の頃と比べて40％も落ちるということです。

立つことが困難になったり、歩くことが困難になったりするなど日常生活に支障が出るほど筋肉が萎縮する状態を「サルコペニア」と呼びますが、サルコペニアになると、死亡や介護を必要とするリスクが約2倍に上昇するといわれています。

脅すようですが、何もしなければそうなります。

ここまでくると、運動して免疫力を上げましょうという段階ではなくなります。

しかし、救いもあります。

それは、**筋肉は何歳になっても、鍛えると太くなる**ことです。

90歳をすぎても、筋トレで筋肉が強化されることはわかっています。

そこで、スクワットです。

スクワットがトレーニングとしてすぐれているのは、自分の体重を負荷にして、体の筋肉の中でも多くを占める下半身の筋肉をまんべんなく鍛えることができるからです。つまり一度に多くの筋肉に作用するというわけです。

スポーツジムに通う必要もなく、自宅で、好きな時間に筋肉を鍛えられます。

スクワットの効果は、免疫力を上げる運動のための筋力を維持するだけではありません。**下半身を鍛えることで、免疫のはたらきそのものをサポートする**ことにもなります。

みなさんは、「ふくらはぎは第二の心臓」という言葉を聞いたことがありますか。心臓から押し出された血液が体の隅々まで循環するのは、血液を重力に逆らって押し上げる力があるからです。

その力が下半身の筋肉です。

運動によって起きる筋肉の収縮と弛緩《しかん》が、ポンプの役割になっているのです。

下半身の筋肉が衰えたり、下半身を使うことが少なくなったりすれば、当然ながらポンプ機能も衰え、血液が滞るようになります。

これでは、血液の中にいる免疫細胞も全身をパトロールできなくなります。

スクワットによって筋肉が太くなると、免疫細胞の大切なエネルギー源の備蓄量を増やすこともできます。

免疫細胞のエネルギー源はブドウ糖とアミノ酸ですが、体内でアミノ酸を蓄えているのは、筋肉だからです。

また、スクワットには、腸の筋肉を鍛える効果もあります。

スクワットの動作は、太ももやお尻、ふくらはぎだけではなく、おなかの筋肉（腹筋）やおなかの奥にあって上半身と下半身をつないでいる筋肉（腸腰筋《ちょうようきん》）も同時に鍛えます。

それによって腸のぜん動運動が活発になり、腸内環境を整えるのに役立ちます。具体的なスクワット動作や注意点は188ページに紹介しますが、決して難しいものではなく、誰にでも取り組めるものです。

まずは1セット10回からで十分です。

スクワットをするなら朝がおすすめの理由

スクワットをするのであれば、朝がおすすめです。

朝に運動するのは、一石三鳥もの効果があると考えられるからです。

まずひとつは、副交感神経優位の状態から交感神経に刺激を入れることによって、自律神経を整えることにつながります。

もうひとつは、早朝は筋肉増強にかかわるテストステロンというホルモンが多く出ているので、筋肉を効率よくつけることができます。

また、体内のリズムを整えるのには、朝に太陽の光を浴びることが大切です。できましたら、**庭先など外に出て太陽の光を浴びながら行うと、相乗効果によってより体にいい効果が期待できる**かもしれません。

ただし、朝は1日の中で一番血圧が高く、筋肉がこっている状態なので、激しい運動は避けたほうがよいでしょう。特に冬の寒い日の朝は注意してください。

さらにいうならば、頭がはっきりしていない状態でやると、転倒などのリスクがあるので、気をつけてください。

せっかく体にいいことをしようとしているのに、逆効果ということになりかねません。

朝におすすめの免活スクワット

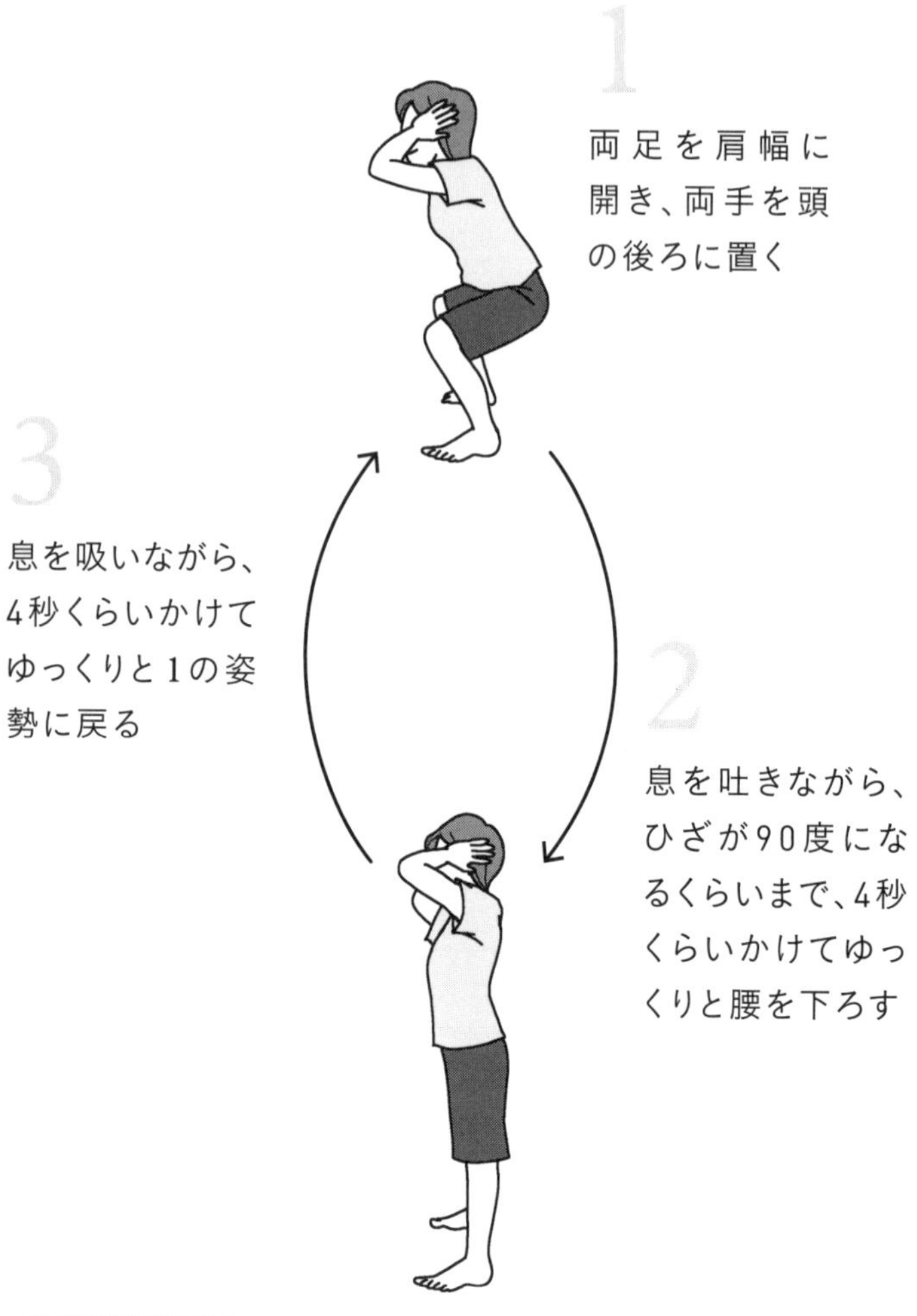

1
両足を肩幅に
開き、両手を頭
の後ろに置く
2
息を吐きながら、
ひざが90度にな
るくらいまで、4秒
くらいかけてゆっ
くりと腰を下ろす
3
息を吸いながら、
4秒くらいかけて
ゆっくりと1の姿
勢に戻る

1セット＝10回

※1セットが無理なくできるようになったら、2セットを目指しましょう

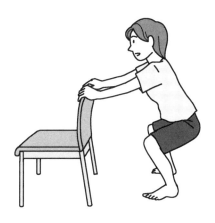

※足腰に自信のない人や運動習慣がまったくない人は、イスの背に手を置いて行うスクワットからはじめましょう。慣れてきて足腰に自信がついてから、イスを利用しないスクワットに挑戦してください

免活スクワットの動作中に注意すること

- 両足は肩幅より狭くしない
- 息を止めず、呼吸をしながら行う
- 背すじをしっかり伸ばしたまま動作する
- 腰を下ろしたときに、ひざがつま先より前に出ないようにする
- ひざを90度以上曲げない
- かかとが浮いたまま動作しない
- 動作中に痛みや違和感があったらストップする

自律神経を整えて免疫力を上げる「免活ストレッチ」

免活トレーニングには、ウォーキングやスクワットのように筋肉に刺激を与える方法もありますが、筋肉をゆるめるという方法もあります。

それが、「免活ストレッチ」です。

筋肉をゆるめて副交感神経を優位に導くことで自律神経を整え、免疫力を上げるのが狙いです。

免活ストレッチを効果的なものにするために、まず覚えてほしいのが呼吸法です。

自分の意思とは関係なく24時間はたらき続けている自律神経を、自分の力でコントロールする最善の方法は、呼吸です。

みなさんも、焦ったり、緊張したり、イライラしたときに、大きく深呼吸したら心が落ち着いたという経験がありませんか。

深呼吸すると心が落ち着くのは、副交感神経が優位になるからです。

ただし、副交感神経を優位に導くにはコツがあります。

呼吸には、胸の筋肉が大きくはたらいて肺を大きくすることで息を吸い込む「胸式呼吸」と、息を吸ったときに下腹部がふくらみ、吐いたときに下腹部がへこむ「腹式呼吸」がありますが、**リラックスできるのは腹式呼吸**です。

慣れると簡単にできるようになりますが、慣れるまでは次の2つを忘れないようにしてください。

①腹式呼吸は、息を吐ききることからはじめる
②おなかに手をあてて、ふくらみを感じながら呼吸する

腹式呼吸で深い呼吸ができるようになると、ストレスがかかって交感神経が優位になったときに、いつでも副交感神経にスイッチして心を落ち着かせることができるよ

うになります。

腹式呼吸だけでも筋肉をゆるめることができますが、呼吸に合わせて体を動かすことで、さらに筋肉をゆるめることができます。

193ページに紹介するのは、寝る前に行う「免活おやすみストレッチ」です。**寝る前に行うことで、今日1日のストレスから解放されて自律神経が整うとともに、良質な睡眠に欠かせない深い眠りに入ることができます。**

194のページには、腸内環境をよくする「腸活&免活ストレッチ」も紹介します。**呼吸を意識しながら腸を刺激するポーズをとることで腸のぜん動運動が活発になり、腸内環境の改善につながります。**

外出することが少なくなったり、イスに座ったままの姿勢が続いたりすると、ぜん動運動が滞りがちになります。腸内環境の悪化で免疫力が低下する前に、ストレッチで腸のまわりをほぐすことを習慣にしましょう。

免活おやすみストレッチ

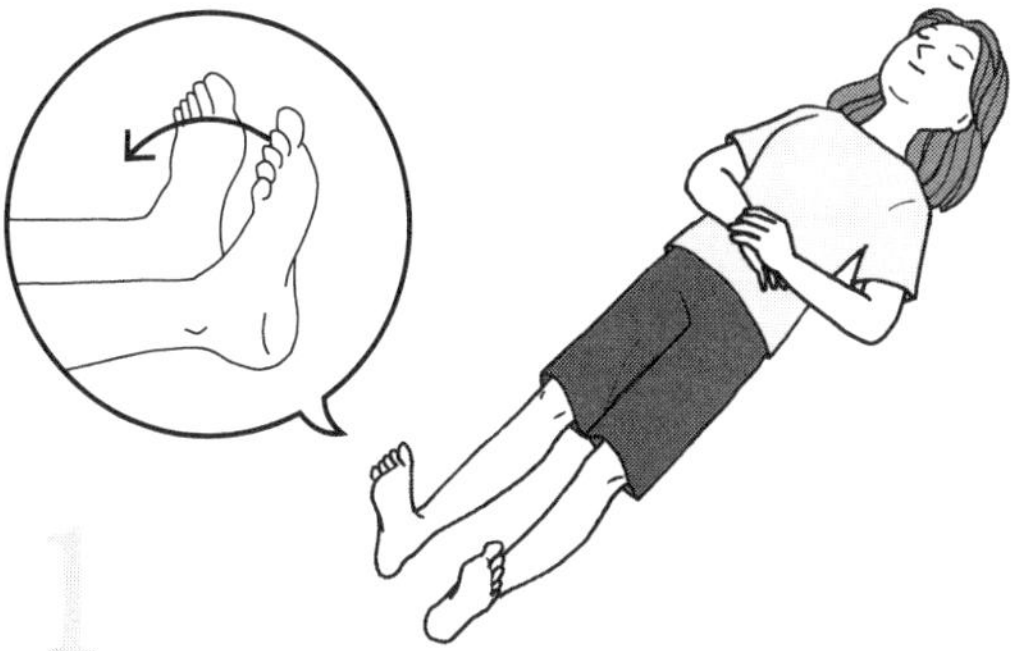

1

リラックスした状態で仰向けになり、おなかの上に両手のひらを置く。口からゆっくり息を吐き出し、吐ききったら、4秒間、鼻から息を吸い込む。同時に、足首を手前にぐっと曲げる

↑↓

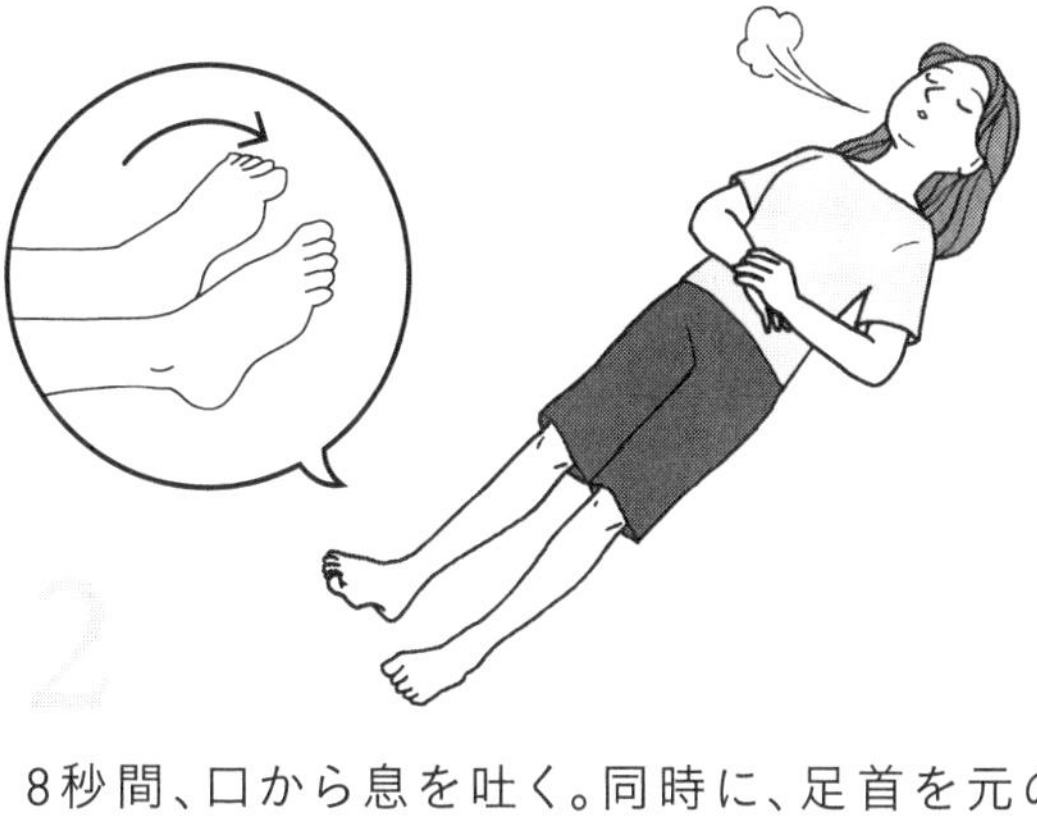

2

8秒間、口から息を吐く。同時に、足首を元の位置に戻す。伸びていたふくらはぎの力が抜けていくのを感じることができればOK。1 2をくり返し、約1分続けましょう

腸活&免活ストレッチ

スフィンクスのポーズ

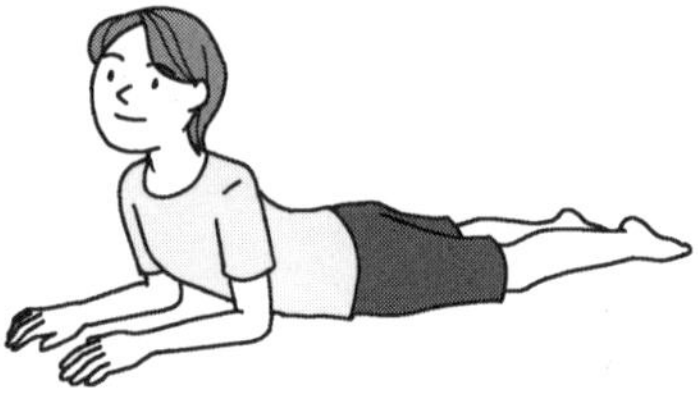

1 両足を肩幅くらいに開いてうつ伏せになり、両ひじを肩の真下に置く

2 腕で床を押しながら上半身を起こす

3 ゆっくり5回呼吸したら、1の姿勢に戻す

腸ねじりのポーズ

1 両足を肩幅くらいに開いてうつ伏せになり、両ひじを肩の真下に置く

2 左ひざを立てて左足の裏を右のすねの上に置く

3 そのまま下半身を右側に倒し、ゆっくり5回呼吸したら、1の姿勢に戻す

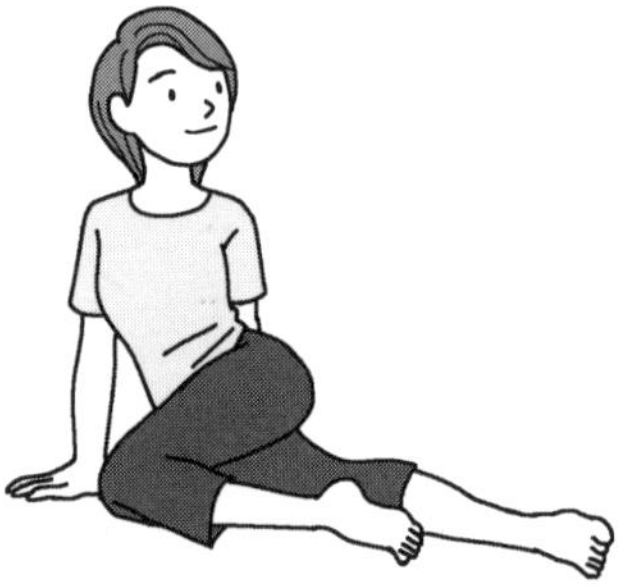

※反対側も同じように行いましょう

乾布摩擦が心身を鍛えるのは本当だった！

トレーニングというほどのものではありませんが、習慣にすることで自律神経を整えられる身近な運動もあります。

それは、乾いたタオルで肌をこする「乾布摩擦」です。

寒い冬の朝に、子どもが上半身裸になってタオルでゴシゴシ……。

そんな昭和の光景を見ると、健康のためなのか、精神を鍛えるためなのかわからなくなりますが、近年、この**乾布摩擦が自律神経を整える効果がある**ということで再注目されています。

乾布摩擦を行っているときは交感神経が優位になり、終わると副交感神経が優位になることがわかってきたからです。

このスイッチングがスムーズに行われることで、自律神経が整うことになり、それが免活へとつながっていきます。
令和版は、服を着たまま行う乾布摩擦です。
注意点は4つです。
①タオルはやわらかいものを使うこと
②イスに座って行うこと
③強くこすりすぎないこと
④息を止めずにタオルを動かすこと

こすり方の基本的な流れは、最初に足の先からひざまで、手の先からひじまでをそれぞれ左右15往復、次にひざから足の付け根まで、ひじから肩までをそれぞれ左右15往復、最後におなかから胸、そして背中をそれぞれ15往復になります。

タオル1枚あれば、いつでもどこでもできる自律神経を整える方法なので、免活習慣として付け加えるのもいいかもしれません。

リズム運動を心がけると メンタルが強くなる

免活トレーニングの最後に紹介するのは、リズム運動です。

現代人にとって免疫力を低下させる最大の敵は、ストレスです。ストレスにさらされると自律神経も乱れ、腸内環境も悪くなり、免疫力が低下します。

ストレスに強くなるためのメンタルトレーニングには、さまざまなものが提案されていますが、免活トレーニングとして紹介するのはリズム運動です。

具体的にどんな運動がいいのかというと、**一定のリズムを刻みながら体を動かす運動なら、どういった運動でも構いません。**

「いち、に、いち、に」など心の中で数えながら一定のリズムで歩くのもいいですし、踊るのもいいですし、スクワットするのもいいでしょう。オリジナルの動作を考案するのもいいかもしれません。

リズム運動でメンタルが改善するのは、セロトニン神経を活性化するからです。

セロトニンとは、脳内の神経伝達物質のひとつで、精神を安定させるはたらきをするホルモンです。幸せホルモンと呼ばれることもあります。

この**セロトニンが、リズム運動で増える**ことがわかっています。

セロトニン神経を活性化させるポイントはたったの2つです。

①集中して運動すること
②運動時間は最低5分、長くても30分

セロトニン神経を活性化する方法としては、リズム運動のほかに、太陽の光を浴びるという方法もあります。

つまり、免活ウォークは、メンタルを強くするための最高のトレーニングでもあるのです。

風景を楽しみながら歩くのもいいですが、5分間だけリズム運動を意識して歩くのもいいかもしれません。

第6章

意識しておきたい「免活習慣」

愛は「免疫」を救う？

ここからは、免疫に関する生活習慣について解説していけたらと思います。

突然ですが、みなさん、最近恋愛をしていますか？

恋愛と免疫には相互に関連があるという説があります。

アメリカのテュレーン大学理工学部の研究チームが女子学生約50名を対象に、新しく恋に落ちた女性と、そうでない女性を比べたところ、**新たな恋に落ちた女性は免疫を強化する遺伝子が活発になった**という結果が出たそうです。


とはいえ、恋愛によって思い悩んだり、ほかの人に嫉妬したりすることがストレスとなると、逆効果な気もするので、一概に「恋愛で免疫力が上がる」とはいえないとは思いますが、恋愛時に味わうなんともいえない幸福感は、自律神経にもいい影響を及ぼすように感じます。

また、**恋愛時のスキンシップが免疫力にかかわる**という話もあります。

ポイントは、オキシトシンという神経物質です。

快適な触覚刺激が脳に伝わると、脳の視床下部からオキシトシンという神経伝達物質が分泌されます。

これが分泌されると、副交感神経が優位にはたらくようになり、ストレスが軽減されるといわれています。

嫌な人といるのはストレスでしかないですが、**好きな人とハグをしたり、手をつないだりすることは、免疫にとっていいこと**だといえるでしょう。

また、キスによってセロトニンやオキシトシンが高まったり、**唾液の交換により、新しい菌を取り入れることによって抗体がつくられたりして、お互いの免疫力が上がる**という説もあるようです。

動物との触れ合いが、免疫力を上げる

また、恋愛感情とは少し違うかもしれませんが、好きな動物と触れ合うことも免疫にはいい影響を及ぼしそうです。

アニマルテラピーという言葉を聞いたことがあるでしょうか?

日本でも最近ようやく、うつ病などの療法でその言葉が聞かれるようになりましたが、古くは古代ローマから行われていたという説もありますし、フランスなどでは保険適用されているようによく知られたものです。

ミズーリ大学の研究によると、生きている犬に触れたときは、セロトニンやオキシトシンといったストレスを軽減する神経物質の増加がみられたといいます。

人にしろ動物にしろ、愛しているものと触れ合うということが、免疫にとって大切なことなのかもしれませんね。

免疫を上げるシャワーの浴び方とは

これは、先にいっておきます。

循環器疾患、動脈硬化症などの基礎疾患がある方や、高齢者にはおすすめできません。健康的な青年や中年の方は、やってみる価値があるかもしれません。

それは、**冷たい水を使った入浴やシャワー**です。

日本では心身を鍛えるために滝行などをやる人がいますが、それもあながち精神論だけではないのかもしれません。

チェコで次のような研究が行われました。

この研究では、陸上競技をしている若い男性らを集めて週3回、6週間にわたり冷たい水に1時間つかってもらったところ、**血液中の免疫細胞や免疫物質の量が有意に増加**したそうです。

また、オランダでは、次のような実験が行われました。

まず18〜65歳の参加者3000人を集めて、1カ月間「温かいシャワーを浴びるだけのグループ」と、「温かいシャワーを浴びた後に冷たいシャワーを浴びるグループ」の2つに分けました。

そして3カ月後に、参加者が病気休暇をとった日数を調査したところ、**「温かいシャワーを浴びた後に冷たいシャワーを浴びたグループ」はもう一方のグループに比べて、病気休暇をとった日数が29%減少した**ことがわかったのです。

冷たいシャワーを浴びる時間は、30秒・60秒・90秒の3段階に分かれていましたが、冷たいシャワーを浴びる時間は実験結果に影響を与えなかったとのことです。

病欠が減った細かい理由はわかっていないのですが、冷水シャワーは交感神経を亢進させ免疫を上げるともいわれており、温かいシャワーを浴びた後に冷たいシャワーを浴びた人のほうが、免疫力が上がったと考えられます。

くり返しになりますが、急激な温度変化により、血管へのダメージが懸念される方法ですので、循環器疾患、動脈硬化症などの基礎疾患がある方や、高齢者は、避けてください。

すぐ悪口をいう「免疫吸血鬼」から距離をおく

免疫を下げる原因は何度もいうようにストレスです。

ですから、できるだけストレスを与えるようなものから避けるのがベストです。

人間づきあいで避けたいのが人の悪口など、すぐ愚痴る人です。

人が悪口や愚痴をいうときは、大体が共感してほしかったり、同意してほしかったり、自分の気持ちをスッキリさせたいときではないでしょうか。

いわゆるひとつのストレス解消……。

しかし、聞かされるほうはうんざり。ストレスがたまりますよね。

それが免疫力に及ぼすことも十分に考えられます。

つまり、よく悪口や愚痴をいう人は、相手の免疫力を下げて、自分の免疫力を上げている免疫吸血鬼だといえるのかもしれません。


ただ、免疫吸血鬼にも天罰がくだるという話もあります。

アメリカの心療内科のフリードマン氏の研究によると、**「人の悪口をよくいう」人は、冠動脈疾患のリスクが高まる**ということです。

つまり、一緒になって悪口をいってもいいことがないということかもしれませんね。

そう考えると、よく悪口や愚痴をいう人とは距離をおいたほうが得策だということですね。

家がきれいだと、免疫力が高まらないはほんと？

最近、アレルギー性疾患になる人が増えているのは、家が清潔に保たれすぎていて、子どもの頃に細菌やウイルスに接する機会が少ないために、免疫力がつかなかったからだという方がいます。

潔癖にしすぎるのはよくないという話は聞いたことがある方も少なくないのではないでしょうか。

これに対して、ユニヴァーシティ・カレッジ・ロンドン（UCL）の研究チームは医学誌の「Journal of Allergy and Clinical Immunology」に発表した論文で、**「家の中を清潔に保っても子どもの免疫力は損なわれない」**と主張しています。

研究チームは健康を維持するために必要な微生物や、家の中で暴露する可能性がある微生物の種類を分析したほか、微生物を取り込む以外の方法による免疫力の強化や、家の掃除とアレルギー性疾患の関連を調べた研究についても調査しました。

その結果、次の4点が判明したとしています。

1. 家の中で微生物に暴露しても免疫力は強化されない
2. 免疫力を強化するために「病原体」に感染する必要はない
3. 家の中ではなく自然に存在する微生物が重要
4. 家を清潔に保つことはアレルギー性疾患を増加させない

以上の結果からも、清潔すぎて健康に悪いということはないというわけです。

気にしすぎはストレスがたまりそうですが、自分の過ごしやすい環境で過ごすというのが一番なのかもしれません。

また、あまりにも部屋がぐちゃぐちゃだったら、探し物をするときにイライラしてストレスがたまって、そのほうが免疫にとって悪いことかもしれませんね。

外遊びなどで免疫を獲得する

先ほどの研究の3「家の中ではなく自然に存在する微生物が重要」というのは、「衛生仮説」といわれ、自然が豊かで、非病原性細菌の多い環境にいることで、免疫システムが調整され、健康に役立つ可能性があるということは、第2章でも紹介したカレリアの例も含め、確かなように感じます。

衛生仮説はさらに研究が進められ、最近では、微生物と接触する機会が失われることで多くの現代病が引き起こされるのではないかと考えられています。それが、旧友仮説（農場効果）です。旧友とは、微生物のことです。

特に**子どもは、土いじりを含め、できるだけ自然と触れさせるような遊びをすることが免疫を上げるためには重要といえる**のではないでしょうか。

元気がないときは鏡の前で「爆笑記憶」を思い出す

元気なふりをしていたらいつのまにか本当に元気になっていた。

「自分はできる」と何度も口に出していたら、本当にできるようになった。

こういった経験はないでしょうか。脳は身体的な動作に引きずられるということは結構あるようで、よくいわれているのがつくり笑いの効能です。

カンザス大学のクラフト氏とプレスマン氏が、さまざまなくわえ方で箸をくわえさせ、ストレスのかかる作業をさせるという研究をしました。

その結果、笑顔のようになるくわえ方をする被験者たちのストレスが最も低くなったそうです。

大阪国際がんセンターが吉本興業や松竹芸能、米朝事務所の協力を得て行った、**笑いががん患者に与える影響を調べる実証研究**によると、笑いの舞台を鑑賞したがん患者の免疫細胞に増加傾向がみられたという報告があります。対象となった**患者約30のうちの1人は、NK細胞が約1・3倍に増えた**ことが確認されています。

どうやら**笑う門に福きたるというのはあながち嘘ではない**ようです。

ストレスがたまっていて元気がないときでもつくり笑いというのは、すぐにできますし、たまに私も疲れているときなど、つくり笑いを浮かべてみるのですが、たまに「自分、何やってるんだろ?」と正気に戻るときがあり、なんともいえない気分になります。

でしたら、本当に楽しかったこと、笑えることを思い出してみてはいかがでしょう。**笑った記憶「爆笑記憶」を思い出してみる**のです。

そうすれば、笑いやすいですし、正気に戻ることも少なくなるのではないでしょうか。そのとき、手をたたくなど、身振り手振りを加えて笑ってみてはいかがでしょうか。ガッツポーズをしたら、気分が高揚したということはないでしょうか。

身振り手振りのほうが、感情を動かしやすいということは、心理学のなかでもよくいわれる話です。

落ち込んだら鏡の前で「爆笑記憶」を呼び起こし、リアクションつきで笑ってみる。

ぜひ、一度試してみてください。

カラオケは免活になる！

最近は、ストレス発散のため、ひとりでカラオケに行くという人も少なくないと聞きます。

免疫の大敵であるストレスが減るということでは、カラオケは立派な免活といえるかもしれません。

これは、科学的にもそうではないかと立証されつつあります。

鶴見大学歯学部教授の斎藤一郎氏の研究によると、歌うのが好き、嫌いに関係なく、好きな曲を歌ってもらい、その前後で唾液に含まれるストレスホルモンコルチゾールの量を調べました。

その結果、**歌う前後で、コルチゾールの量の減少が認められた**というのです。

この実験では、ストレスが感情にどうのように影響したのかを検証するために2種類のアンケートも実施されました。結果、**歌うことの好き嫌いに関係なく、歌うことで気分や感情が改善する**ことも確認されています。

さらにいえば、歌うことの効果は短期的なものだけではなく、継続することでより高まることもわかっています。

歌が下手で人前で歌うのはストレスという人も、ひとりカラオケなら、気にせず歌えるはずです。

ぜひひとりカラオケで免活。一度試してみてはいかがでしょう。

感謝の気持ちを持つことは大切な「免活」

本書をここまで読んでいただき、みなさまの健康に少しでもお役に立つことを願うとともに、本当に感謝しています。

私がこうして今過ごしているのも、妻を含め、いろいろな方の力添えがあったからです。

この**さまざまなものに感謝をするという行為は、立派な免活のひとつ**です。

もちろん免活だからここで感謝を述べているのではなく、心の底から感謝しているのですが……。

なぜなら、感謝という行為が、セロトニンなどの幸せホルモンの分泌を促してくれているからです。

また、**高いと炎症を起こしている可能性があるインターロイキン6の値が、特によいことがなくても日々感謝の気持ちを持っている人は、低く、いつも不平不満を持っている人は高くなる**ともいわれています。

世界情勢が複雑になっていくなかで、自分ひとりの力だけでなく、さまざまな人の力を借りることが、とても大切な時代になってきました。

ストレスをできるだけ少なく平穏な生活を送るためにも、思い通りにいかないことにイライラしたり、文句をいって日々を過ごすのではなく、日常の小さなことでも感謝の気持ちを持つ。

もしかしたら、これが今の時代に最も大切な免活なのかもしれません。

おわりに

免疫のしくみは、まだすべてが解明されているわけではありませんが、少しずつですが免疫に影響を与えるポジティブな要因とネガティブな要因がわかってきています。

本書では、そのテーマとして腸内環境と自律神経を中心に、免活のアドバイスを述べてきました。

ここまで読み進めていただいた方には、気づいていただいているかもしれませんが、**免活の基本は規則正しい生活を送ること**です。

毎日同じ時間に起きて、朝日を浴び、朝食をとる。そして、寝る3〜4時間前に夜食をとり、毎日同じ時間に眠りにつく。日中は、適度に体を動かす。

規則正しく生活することが免疫にとって大切なのは、私たちの体に備わっているあらゆるシステムが、いつも同じリズムを刻んでいるからです。

自律神経は朝になれば交感神経が優位になり、夜になれば副交感神経が優位になります。

腸内環境も、腸内細菌の約1～2割が1日のうちに増えたり減ったりしています。基礎代謝も日内変動しています。

そして、免疫も自律神経のリズムに合わせて、交感神経が高まってくるときに増えてくる白血球と副交感神経が高まるときに増える白血球があります。

免疫力を低下させるものは何か。

ひと言でいえば、そうした**リズムを狂わせる習慣**です。

遅い時間まで寝ている、朝食をとらない、夜遅くまで起きている、寝る直前にドカ食いする、日中まったく体を動かさない……。不規則な生活が続けばリズムが崩れ、やがて体のあちこちに不調を感じるようになります。

若い頃なら多少リズムが崩れてもすぐに元に戻せますが、歳をとってくると戻すまでに時間がかかるようになります。

リズムが崩れない生活なら、いつまでも免疫力を高いままで維持できます。

しかし、とはいっても規則正しい生活を送り続けるのはなかなか難しいですよね。

そんな方は、生活リズムを整える努力をしてもらうことと同時に、本書で紹介した「免活」をできることからはじめてみてください。

たとえば、眠る前にストレッチをしてみる。元気がなくなったら「爆笑記憶」を鏡の前で思い出し笑ってみる。

こういうことも、ひとつの生活のリズムです。

そんな生活の参考として本書を活用していただければ幸いです。

薬学博士　玉谷卓也

参考文献

日本医療研究開発機構(AMED)「慢性疲労症候群の実態調査と客観的診断法の検証と普及」研究班　疲労に関する情報
https://www.fuksi-kagk-u.ac.jp/guide/efforts/research/kuratsune/fatigue/fatigue07.html

運動時の免疫低下におけるプラズマ乳酸菌の効果を確認
https://www.kirinholdings.com/jp/newsroom/release/2018/0706_01.html

プラズマ乳酸菌摂取による肌の免疫力とバリア機能の増強効果を確認
https://www.kirinholdings.com/jp/newsroom/release/2018/0323_01.html

国立研究開発法人日本医療研究開発機構「免疫活性化を起因とする不安・恐怖亢進メカニズムの解明〜病気で不安になる仕組みを発見〜」
https://www.amed.go.jp/news/release_20171024.html

資生堂、肌の免疫を司る〝ランゲルハンス細胞〟に直接はたらきかけ 肌の免疫力を高める複合成分の開発に成功
https://corp.shiseido.com/jp/releimg/2272-j.pdf

Exposure to Environmental Microorganisms and Childhood Asthma
https://www.nejm.org/doi/full/10.1056/nejmoa1007302

Asthma reduces glioma formation by T cell decorin-mediated inhibition of microglia
https://www.nature.com/articles/s41467-021-27455-6

深化し続ける心身健康科学(第28回学術集会2019.02)「深化し続ける心身健康科学を研究するために必要なこと」
https://www.jstage.jst.go.jp/article/jhas/15/2/15_108/_pdf

免疫能の季節変動 1.免疫グロブリン,補体および血清タンパク成分の季節変動
https://www.jstage.jst.go.jp/article/seikisho1966/23/1/23_1_19/_pdf

国立研究開発法人国立環境研究所「体内で必要とするビタミンD生成に要する日照時間の推定ー札幌の冬季にはつくばの3倍以上の日光浴が必要ー」
https://www.nies.go.jp/whatsnew/2013/20130830/20130830.html

- 季節性感情障害(SAD)
https://www.rcpsych.ac.uk/mental-health/translations/japanese/seasonal-affective-disorder

- なぜ風邪は冬に流行る? 長年の疑問に答えが出るか 研究結果
https://forbesjapan.com/articles/detail/53143

- 大阪大学免疫学フロンティア研究センター「交感神経による免疫応答の日内変動を発見」
http://www.ifrec.osaka-u.ac.jp/jpn/research/20161101-1000.htm

- Social stressors associated with age-related T lymphocyte percentages in older US adults: Evidence from the US Health and Retirement Study
https://www.pnas.org/doi/full/10.1073/pnas.2202780119

- 免疫細胞pDCを直接活性化する乳酸菌を発見
https://rd.kirinholdings.com/result/report_016.htm

- 厚生労働省「令和3年(2021)人口動態統計月報年計(概数)の概況」
https://www.mhlw.go.jp/toukei/saikin/hw/jinkou/geppo/nengai21/dl/gaikyouR3

- 厚生労働省 健康局 がん・疾病対策課「アレルギー疾患の現状等」
https://www.mhlw.go.jp/file/05-Shingikai-10905100-Kenkoukyoku-Ganshippeitaisakuka/

- 厚生労働省「(2023年2月版) 新型コロナウイルス感染症の"いま"に関する11の知識」
https://www.mhlw.go.jp/content/000927280

- System consolidation during sleep - a common principle underlying psychological and immunological memory formation
https://pubmed.ncbi.nlm.nih.gov/26442693/

- 睡眠時間は主観的健康観及び精神神経免疫学的反応と関連する
https://www.jstage.jst.go.jp/article/jjbm/15/1/15_33/_pdf

- Salivary IgA as a risk factor for upper respiratory infections in elite professional athletes
https://pubmed.ncbi.nlm.nih.gov/18580401/

- ストレス関連疾患・作業関連疾患の発症に寄与する 職業因子ならびに発症を予測するバイオマーカーと 自律神経バランスに関する研究
https://www.mhlw.go.jp/content/000614913.pdf

Beneficial effects of Lactobacillus casei strain Shirota on academic stress-induced sleep disturbance in healthy adults: a double-blind, randomised, placebo-controlled trial
https://pubmed.ncbi.nlm.nih.gov/28443383/

睡眠不足の人ほど風邪にかかりやすい、米研究
https://www.afpbb.com/articles/-/3059022?cx_amp=all&act=all

Efficacy of heat-killed Lactococcus lactis JCM 5805 on immunity and fatigue during consecutive high intensity exercise in male athletes: a randomized, placebo-controlled, double-blinded trial
https://pubmed.ncbi.nlm.nih.gov/30071871/

Lactococcus lactis Strain Plasma Improves Subjective Physical State and Presenteeism: A Randomized, Open-Label Crossover Study among Healthy Office Workers
https://pubmed.ncbi.nlm.nih.gov/32676464/

厚生労働省「令和2年度　健康実態調査結果の報告」
https://www.mhlw.go.jp/content/11131500/000634088

厚生労働省「令和元年　国民健康・栄養調査」
https://www.mhlw.go.jp/stf/seisakunitsuite/bunya/kenkou_iryou/kenkou/eiyou/r1-houkoku_00002

「睡眠時間と死亡リスク」(2004年　名古屋大学大学院研究グループによる日本人11万人を10年間追跡調査)

厚生労働省「健康づくりのための睡眠指針2014」
https://www.mhlw.go.jp/file/06-Seisakujouhou-10900000-Kenkoukyoku/0000047221

ストレス関連疾患・作業関連疾患の発症に寄与する 職業因子ならびに発症を予測するバイオマーカーと 自律神経バランスに関する研究
https://www.mhlw.go.jp/content/000614913.pdf

厚生労働省「健康」
https://www.mhlw.go.jp/stf/seisakunitsuite/bunya/kenkou_iryou/kenkou/

ビタミン D 栄養に関する最近の知見 ～ビタミン D の骨代謝調節作用およびそれ以外の生理機能と必要量～
https://www.jstage.jst.go.jp/article/oleoscience/14/12/14_531/_pdf

- 国立高度専門医療研究センター　医療研究連携推進本部「ビタミン D 栄養に関する最近の知見 〜ビタミンDの骨代謝調節作用およびそれ以外の生理機能と必要量〜」
  https://www.japanhealth.jp/information/press/post.html

- **Vitamin D supplementation to prevent acute respiratory infections: individual participant data meta-analysis**
  https://pubmed.ncbi.nlm.nih.gov/30675873/

- **Immune Function and Micronutrient Requirements Change over the Life Course**
  https://pubmed.ncbi.nlm.nih.gov/30336639/

- ここまで分かった亜鉛の免疫システムにおける役割
  https://www.jstage.jst.go.jp/article/jjh/68/3/68_145/_pdf

- 厚生労働省「平成30年国民健康・栄養調査結果の概要」
  https://www.mhlw.go.jp/content/10900000/000688863

- 厚生労働省「日本人の食事摂取基準（2020年版）」
  https://www.mhlw.go.jp/content/10904750/000586553

- 食品・栄養成分と生体概日リズムの相互作用に関する研究
  https://www.jsbba.or.jp/wp-content/uploads/file/award/2016/award_2016_oike.pdf

- 交感神経系による免疫細胞の動態
  http://leading.lifesciencedb.jp/4-e011

- スポーツ選手のコンディション指標としての免疫
  https://www.sysmex.co.jp/products_solutions/library/journal/vol10_no2/bfvlfm000000d2zk-att/2009_Vol10_2_01

- 花王健康科学研究会「適度な運動で免疫力向上」
  https://www.kao.com/jp/healthscience/report/report064/report064_01/

- 姿勢によるコルチゾールの違い
  Carney,D.R.,Cuddy,A.J.,&Yap,A.J.（2010）.Power posing: brief nonverbal displays affect neuroendocrine levels and risk tolerance. Psychological Science 21（10）:1363-1368.

乾いたタオルによる皮膚マッサージである「乾布摩擦」は体温やエネルギー生産,免疫系と自律神経系に影響を与える有酸素運動である
https://jglobal.jst.go.jp/detail?JGLOBAL_ID=201302257974767878

恋愛により免疫力が上がる
https://news.tulane.edu/node/1640347/pdf

冷たい風呂・シャワーの浴び方と免疫の関係
https://www.ncbi.nlm.nih.gov/pmc/articles/PMC5025014/pdf/pone.0161749.pdf
https://pubmed.ncbi.nlm.nih.gov/8925815/

家をきれいにしても免疫力は変わらない
Microbial exposures that establish immunoregulation are compatible with targeted hygiene - Journal of Allergy and Clinical Immunology
https://www.jacionline.org/article/S0091-6749(21)00811-3/fulltext

カラオケでストレス解消
https://www2.karaoke.or.jp/kenkou/

感謝と脳の関係
Madhuleena Chowdhury", The Neuroscience of Gratitude and How It Affects Anxiety_&_Grief", PositivePsychology.com,2019

感謝は免疫にも影響する
Hartanto, A., et.al.", Dispositional GratitudeModerates the Association between Socioeconomic Status and Interleukin-6", Sci. Rep., 2019 Jan 28;9(1):802

『免疫力が10割』(プレジデント社)
『免疫力　正しく知って、正しく整える』(ワニブックスPLUS新書)
『免疫力を上げる最強の方法』(ぱる出版)
『結局、自律神経がすべて解決してくれる』(アスコム)
『腸を整えたければバナナを食べたほうがいいこれだけの理由』(アスコム)
『超呼吸法』(KADOKAWA)
『新しい免疫力の教科書』(朝日新聞出版)
『寄生虫なき病』(文芸春秋社)
「PRESIDENT」2020.7.3号(プレジデント社)

名医が教える
免疫力が上がる習慣

発行日　2023年4月12日　第1刷

著者　小林弘幸
監修　玉谷卓也

本書プロジェクトチーム
編集統括　柿内尚文
編集担当　中村悟志
編集協力　洗川俊一
協力　平野喜一郎（VARYTEX）
デザイン　岩永香穂（MOAI）
本文イラスト　石玉サコ
DTP　ユニオンワークス
校正　中山祐子

営業統括　丸山敏生
営業推進　増尾友裕、綱脇愛、桐山敦子、相澤いづみ、寺内未来子
販売促進　池田孝一郎、石井耕平、熊切絵理、菊山清佳、山口瑞穂、
吉村寿美子、矢橋寛子、遠藤真知子、森田真紀、氏家和佳子
プロモーション　山田美恵、山口朋枝
講演・マネジメント事業　斎藤和佳、志水公美、程桃香

編集　小林英史、栗田亘、村上芳子、大住兼正、菊地貴広、山田吉之、
大西志帆、福田麻衣
メディア開発　池田剛、中山景、長野太介、入江翔子
管理部　八木宏之、早坂裕子、生越こずえ、本間美咲、金井昭彦
マネジメント　坂下毅
発行人　高橋克佳

発行所　株式会社アスコム

〒105-0003
東京都港区西新橋2-23-1　3東洋海事ビル
編集局　TEL：03-5425-6627
営業局　TEL：03-5425-6626　FAX：03-5425-6770

印刷・製本　株式会社光邦

Printed in Japan ISBN 978-4-7762-1274-4